Marketing e Web Marketing per studi dentistici

CONSUMATORE | CONSAPEVOLEZZA | WEB MARKETING

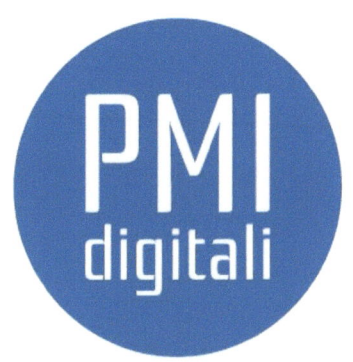

SVILUPPO DEL BUSINESS

Mirco Cervi, Sonia Ravanello, Iris Devigili

Copyright © 2015 by PMIdigitali
Tutti i diritti riservati.
Autori: Mirco Cervi, Sonia Ravanello, Iris Devigili
pmidigitali.it

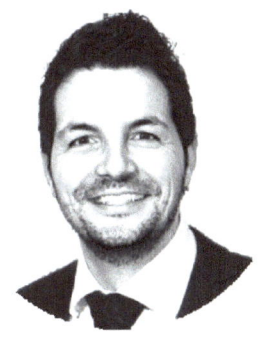

Mirco Cervi
Esperto di **Innovazione** e **Digital Marketing Transformation**, appassionato e studioso di comportamento sociale del consumatore. Insegno in varie università e business school e faccio consulenza per piccole e medie imprese di tutta Europa.

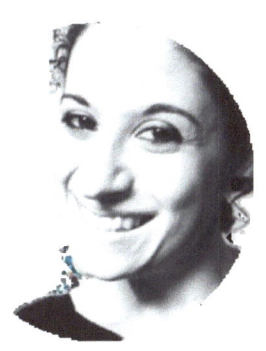

Sonia Ravanello
Curiosa e sempre pronta a imparare, il **Digital Marketing** mi permette di non fermarmi mai... Ho trovato nel web un mezzo per dare nuovo valore alla mia formazione, mettendo a frutto creatività e passione in ogni mio progetto. Sono formatrice e consulente presso associazioni di categoria e PMI.

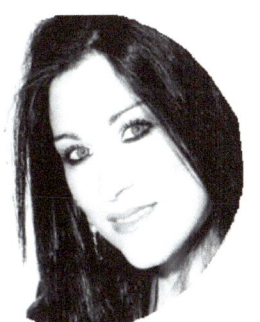

Iris Devigili
Nata come **Web Marketer** affascinata dall'universo di **Google** e dei **social media**, ho studiato e approfondito le **dinamiche più strategiche del marketing**. Sono formatrice e consulente presso associazioni di categoria e PMI.

Indice

Introduzione ... 9

1. Un percorso di consapevolezza e di cambiamento ... 11

2. Il paziente e la creazione del valore ... 17
   Creare una Unique Selling Proposition (USP) per il tuo studio ... 18
   Come si crea una Value Proposition? ... 18
   Risolvi i "pain" del tuo target e accelera i suoi "gain" ... 19

3. La regola delle 3C del successo: Coerenza, Costanza e... Fortuna ... 21

4. I 10 suggerimenti con cui partire ... 25

5. I motori di ricerca, la SERP e le ricerche locali ... 29
   Partiamo dal più forte: Google e Google My Business ... 30

6. La ricerca di parole chiave per il tuo sito web ... 49
   Dalle keyword ai topic: cerchiamoli, troviamoli e utilizziamoli ... 49

7. Fondamentali di un sito web: le caratteristiche che deve assolutamente avere ... 57
   Esperienza e accessibilità: progettare un sito web efficace ... 58
   La comunicazione nel sito: il linguaggio ... 64
   Le immagini e i colori ... 68
   Le tecnologie esistenti e i modelli di siti web ... 70

8. Portare il cliente dal sito allo studio — 75
   La pagina contatti — 77
   La call to action — 79
   La chat online — 82
   Il calendario interattivo — 83

9. Il posizionamento nei motori di ricerca — 85
   SEO: Search Engine Optimization. Elementi base — 86

10. Social Media Marketing — 95
   Introduzione al Social Media Marketing — 95
   A cosa servono i social network e come può sfruttarli uno studio dentistico? — 98
   Facebook e i post invitanti — 107
   LinkedIn, il social network dei professionisti — 111
   Twitter e l'utilizzo come customer service — 112
   La pubblicità nei social network — 114

11. Le mail di richiamo e le promozioni via email (Direct Email Marketing) — 117
   Inviare una mail a un cliente: legalità e privacy — 117
   Database e segmentazione del cliente — 119
   Inviare mail con un sistema professionale — 122
   Preparare la prima mail — 127

Conclusioni — 133
Note — 135
Glossario — 137
Crediti delle immagini — 145

Linguaggio,
cultura,
consapevolezza,
percezione,
innovazione…
CAMBIAMENTO

Introduzione

La produzione di manuali di marketing e digital marketing è molto ricca; tuttavia, nella nostra ricerca, non ne avevamo trovato ancora uno specifico per odontoiatri, cliniche dentali e studi.
Ci siamo chiesti: "Abbiamo tanta esperienza sulle cliniche dentali, perché non applicare i princìpi del marketing esperienziale, del valore per il cliente e gli strumenti digital a realtà che conosciamo bene, come queste?".
Nasce così questo libro, frutto di anni di esperienza: da parte di Mirco Cervi, nella strategia e nel comportamento del consumatore; di Sonia Ravanello, in siti web di qualità ed efficienti e nella gestione dei social network e delle mailing list; di Iris Devigili, esperta in Google, Google Local, motori di ricerca e pubblicità.
L'obiettivo di questo manuale è creare consapevolezza, ovvero creare cultura digitale e innovativa, fornendo linguaggio e spunti di riflessione. Ci auguriamo inoltre di riuscire a offrire strumenti e metodologie che riuscirete autonomamente ad applicare nel vostro studio o clinica, già dopo la prima lettura.

Buona lettura!

Mirco Cervi e il team di PMIdigitali

1 Un percorso di consapevolezza e di cambiamento

La parola "dentista" è da sempre particolarmente evocativa, forse per il suono onomatopeico che incuteva terrore a bimbi e adulti per il dolore degli interventi, e ai genitori per il dolore di portafoglio che questi comportano. Ha però anche un altro significato. Racchiude la persona conosciuta, un po' burbera ma in fondo buona, che ti parla in italiano con accento del tuo dialetto, ti mette a tuo agio e ti fa sentire a casa. In fondo il dentista è sempre rimasto una persona buona, appassionata del suo lavoro, persona di scienza e di cultura che ama il suo mestiere e ha scelto di studiare e praticare anni per poterlo fare nel miglior modo possibile.

Tuttavia, nonostante una sorta di nostalgia per questo termine e per ciò che evoca, in questo libro cercheremo di parlare di *odontoiatri* e non di *dentisti*.

Come fare oggi per sopravvivere in un mercato altamente concorrenziale e con inferiore capacità di spesa da parte del cliente?

> Devo differenziarmi, individuando il cliente al quale voglio rivolgermi e capire quali sono i valori che ritiene fondamentali per la scelta della clinica.

Posso decidere di rimanere un piccolo studio da 2-3 riuniti, uno studio di prossimità, dove servo un raggio logistico di persone che non vogliono spostarsi e reputano la vicinanza e la conoscenza personale dell'odontoiatra uno dei valori fondamentali. Queste persone si basano per lo più sulla fiducia e tendono a essere conservatrici.

Ma cosa succede se nella mia area logistica apre una nuova clinica? Cosa succede se svolgo la mia attività in una zona densamente abitata dove sono presenti molti altri studi e cliniche?

> La competitività non può essere basata sulla lotta diretta con l'avversario, ma deve essere rivolta verso se stessi nei confronti del cliente. Rilevare il giusto target e il giusto posizionamento del nostro esercizio mi permetterà di uscire dalla competitività diretta per entrare nell'area di soddisfacimento di bisogni nuovi e di creazione del valore.

Come posso fare per ottenere questo?

Che il mio obiettivo sia una nuova clinica o il rilancio del mio studio devo per prima cosa scegliere il mio posto (non logistico), ovvero capire qual è il lavoro che più mi si addice: voglio continuare a fare il medico odontoiatra, seguire i miei pazienti, non avere problemi con il personale, con il marketing, con i pagamenti ecc., oppure, pur rimanendo un buon medico e mantenendo in carico alcuni dei miei pazienti storici, voglio prendere il governo della clinica occupandomi quindi anche della gestione della clinica o dello studio? Qualunque sia la scelta, si dovrà tenere conto di ciò che comporta.

Nel primo caso, dovrò affidarmi a persone competenti, interne o esterne all'azienda, per ridefinire la strategia e le modalità organizzative proprie di uno studio efficiente e di successo, dando fiducia e demandando parte della gestione di sviluppo della clinica, quali, ad esempio, l'organizzazione, il marketing e magari anche parte del controllo.

Nel secondo caso, significa che ho scelto di aumentare le mie competenze. Mi sono reso conto che devo passare da essere *dottore* a diventare anche *imprenditore* o *manager*. Devo formarmi in tal senso e intraprendere un percorso formativo ed esperienziale che mi possa fornire tutti gli strumenti per governare al meglio la crescita o il cambiamento della mia clinica.

Il primo passo è pensare a quali sono gli obiettivi che voglio ottenere e come posso creare valore per me stesso e per gli altri. Una volta presa una decisione, che tocca tanto la sfera professionale quanto quella personale, ho varie opportunità tra le quali scegliere.

Devo rifare un percorso, combattere la mia percezione della realtà, sia essa positiva o negativa. Devo rivedere e superare alcuni schemi mentali e voler affrontare un cambiamento.

L'aver intrapreso la lettura di questo libro, è già un buon punto di inizio per la scelta numero 2!

Ogni volta che un paziente entra nella nostra clinica, dovremmo chiederci perché ha fatto quella scelta, perché proprio noi, perché è tornato… o perché non è più tornato…

2 Il paziente e la creazione del valore

Chi è il nostro cliente? Cosa cerca da noi? Cosa è importante per lui? Cosa considera di valore per lui?

È molto difficile oggi definire **chi sia il nostro cliente** e capire quali siano i *drivers* (chiamati anche *insights*) che lo portino a scegliere noi al posto di un altro. Da dove partire?

È importante cercare di individuare le motivazioni che spingono il cliente a entrare nel nostro studio. Questo si può fare in vari modi, ad esempio con un questionario da compilare assieme all'anamnesi o, come vedremo nei capitoli successivi, utilizzando i social network o i motori di ricerca per capire cosa cercano o di cosa parlano gli utenti consumatori.

La prima cosa che dobbiamo fare è **scegliere il nostro cliente**.

Nel marketing odierno si parla di **Creazione di Valore Condiviso (CSV)**[1] verso e con il cliente. Questo significa che il valore che il cliente riceve dalla scelta del nostro studio o attività deve essere non solo **buono per lui**, ma anche condivisibile con la società che lo circonda, **oggi e in futuro**.

La prima operazione che ci viene chiesta di fare è "Cut The Cake", ovvero procedere con la selezione della tipologia di persone a cui il nostro studio/la nostra clinica è rivolto/a. Purtroppo non possiamo essere rivolti a tutti, ma potremmo essere rivolti a tanti! Definire a chi ci rivolgiamo significa andare ad analizzare chi sono i clienti che fino a ora sono arrivati nello studio; per farlo dobbiamo:

1) capire attraverso quali canali arrivano (pubblicità, convenzioni, passaparola, internet, prossimità);
2) valutare le motivazioni per le quali scelgono il nostro studio (da intervista fatta durante l'accettazione o da questionario);
3) canalizzare gli interventi svolti per provenienza o motivazione;
4) capire i ritorni, ovvero quali dei clienti sono più affezionati.

Tutto questo, classificato in un banale foglio elettronico (o nel sistema gestionale interno), ci permette di capire fin da subito **chi è il nostro cliente** e quali **motivazioni** lo spingono a scegliere noi.

Creare una Unique Selling Proposition (USP) per il tuo studio[2]

La Value Proposition (VP), spesso chiamata anche Unique Selling Proposition (USP), è ciò che differenzia il tuo studio da quello dei competitors e, soprattutto, rappresenta il motivo per il quale il cliente sceglie te e non un altro.

Avere una USP è fondamentale per qualsiasi business, e tanto meglio per lo studio dentistico. La USP ti differenzia e toglie la competizione rispetto al tuo concorrente puntando sulla unicità del tuo studio o clinica.

Come si crea una Value Proposition?

Vediamo in questi semplici passi come creare la tua USP.

1) **Guardati internamente**. Prendiamo ad esempio lo studio dott. Rossi: lo ha aperto con sogni e idee, valori e princìpi; la personalità, le passioni sono riversate nella quotidianità dello studio. Questi sogni, idee e comportamenti sono parte del valore proposto; per lo meno, è un buon inizio! Cerca di elencare le cose che per te sono importanti, le motivazioni che ti hanno spinto a fare questo mestiere.

2) **Più idee nella stessa value**. Molte volte l'unione di quanto succede nel mercato con quelle che sono le tue passioni, o le nuove opportunità legate alle nuove tecnologie, possono far nascere idee che vengono trasformate in nuove value da presentare al cliente (per fare un esempio, la clinica dentale di emergenza 24/7, è nata come unione del pronto soccorso con le cliniche).

3) **Cut The Cake**. Cerca una Value Proposition per uno o più gruppi ben definiti (pensiamo ad esempio alle mamme con bambini, oppure ai bambini, o ai businessman ecc.). Creare una Value Proposition ben marcata e riconoscibile da una nicchia ti permetterà di avere successo sulla stessa e poi allargarti su altre (di questo parleremo nei prossimi paragrafi.

4) **Specializzati**. Non solo nella tua professione, ma anche in tutto quello che è legato al tuo cliente target: se conosci il tuo cliente, saprai come anticipare i suoi bisogni e potrai creare valore per lui e per te! Se il tuo cliente "tipo" è la mamma con bambini, parla con tuoi conoscenti che hanno la stessa situazione e cerca di capire come potresti aiutarli nella loro esperienza presso lo studio odontoiatrico.

Risolvi i "pain" del tuo target e accelera i suoi "gain"

Quando hai rilevato dove vuoi specializzarti, il gioco è fatto… o quasi!
Pensa al tuo cliente-tipo e cerca di capire quali sono i suoi *pain*, ovvero i "mal di pancia", tutti quei problemi che ci affliggono quotidianamente e che non sono necessariamente collegati con la tua professione. Ad esempio, se valuto le mamme con bimbi piccoli, posso pensare che tra i "mal di pancia" più forti ci sia il pensiero per i figli, oppure la mancanza di tempo per loro stesse… Ecco allora che all'interno della clinica, se il target sono le mamme, potrebbe essere utile creare un "Kindergarten" nello studio, magari con babysitter, oppure si può pensare a uno studio vicino al centro commerciale in modo da poter lasciare i figli mentre si fa la spesa.
Oltre a cercare di risolvere qualche "mal di pancia", potrei persino pensare di aiutare il mio cliente ad **accelerare qualche suo desiderio**. Se ad esempio fosse la stessa mamma, il mio obiettivo,

potrei pensare che tra i desideri abbia voglia di pensare un po' a se stessa e quindi perché non coccolarla e far entrare in studio qualcosa legato al benessere? Massaggi al viso, maschera rilassante o quant'altro possa essere rilassante per la mia cliente…
Questi sono semplici esempi.[3]

Il passaggio fondamentale sarà in ogni caso questo: rileviamo la tipologia di cliente principale e secondario a cui ci rivolgiamo, capiamo quali sono i suoi valori principali, in che modo possiamo risolvere i suoi quotidiani "mal di pancia" e in che modo possiamo accelerare i suoi desideri.

3. La regola delle 3C del successo: Coerenza, Costanza e… Fortuna

Quando abbiamo deciso **chi è il nostro cliente** dobbiamo cominciare a lavorare affinché esso riconosca nella nostra clinica/nel nostro studio i valori che ritiene essere importanti.

Partendo da quanto descritto prima dobbiamo descrivere **caratteristiche** e **attività** del nostro cliente e **servizi**, **prodotti** e **facilitazioni** che andremo a offrirgli. Rilevare chi è il nostro cliente e sapere cosa offrirgli sarà l'input della strategia di comunicazione.

In questo modo, ad esempio, su Facebook, nel momento in cui andremo a definire chi è il destinatario del post o della pagina che vogliamo pubblicizzare, potremo essere molto più efficaci e incisivi nella stessa.

I princìpi di **coerenza e costanza** si devono applicare a tutto lo studio, dall'attività di comunicazione all'ambiente in cui operiamo, dal modo in cui rispondiamo al telefono, alla preparazione dell'accettazione.

Un esempio chiarirà più facilmente. Se il nostro cliente target è il bambino, perché abbiamo sviluppato una particolare abilità professionale nella pedodonzia, il nostro piano di marketing prevedrà orientativamente i seguenti punti:

- comunicazione:
  - su scuole e indirizzata alle mamme
  - sui social network e principalmente verso le mamme

- verso i bambini a scuola mediante un gadget che piaccia a loro (gioco), contenente un opuscolo da mostrare alle mamme, e magari un coupon per il ritiro di un altro gadget (che completa quello appena dato) in clinica.
- in clinica:
  - colori che portino il bambino a essere tranquillo e poco pauroso
  - profumi che coprano il tipico odore degli studi dentistici
  - musica adatta ai bambini (ma non irritante per gli adulti…)
  - sala con giochi, due postazioni con PlayStation o Pad con giochi per bambini
- personale:
  - addestrato a saper trattare con i bambini
  - babysitter per ragazzi e bambini
- orari legati all'uscita o entrata di scuola per favorire le mamme
- servizio di pickup dalla scuola o dalla fermata dello scuolabus in prossimità

e molto altro ancora…

Questa è solo una piccola parte dell'immagine coordinata, ma traspare subito chiaramente a chi si rivolge lo studio, e quali sono le sue specializzazioni.

Conquistati i bambini, essi parleranno dell'esperienza con gli amici a scuola creando così altri clienti, per non parlare di mamma, papà e nonni!

Un altro esempio può essere uno studio che si rivolga a coloro che lavorano in ufficio e hanno poco tempo. In tal caso location, orari di apertura e pulizia sono molto importanti. Nella lista numerata potremmo mettere quindi anche orari legati al pasto, prima o dopo, ad esempio.

> Qualunque sia l'idea è molto importante costruire un ambiente che sia coerente con i bisogni del cliente-obiettivo e perseguire con costanza questo comportamento.

Nessuno premia il continuo cambio di rotta e di strategia. Rivolgersi prima all'uno e poi all'altro, potrebbe creare incompatibilità (ad esempio ai businessman non piace andare in luoghi pieni di bambini…) e può far sì che i clienti non si riconoscano pienamente nel valore offerto, con buona probabilità di fallimento nella strategia.

4 I 10 suggerimenti con cui partire

Una volta individuato il nostro target cliente, e preparata correttamente l'attività interna dello studio, possiamo cominciare con la fase di comunicazione e promozione dello stesso. Di seguito i primi dieci consigli, molti dei quali saranno illustrati da un punto di vista tecnico più avanti.

1) *Inviate cartoline a casa del vostro cliente target o fategliele trovare nei luoghi che frequenta maggiormente.* Inviare cartoline con un'offerta e con evidenziati i vantaggi per il cliente target ha ancora un ottimo successo. Le stesse cartoline possono essere inviate attraverso il DEM (Direct Email Marketing), che sarà illustrato più avanti, nel capitolo 10. Non dimenticate gli auguri di Natale.

2) *Andate nei luoghi dove si radunano i vostri clienti "target" e lasciate un gadget con un libretto.* Recatevi in aree come asili, scuole, palestre e "Kindergarten", e regalate dei gadget, ad esempio spazzolini da denti per bambini, con l'opuscolo per i papà, destinato alla "prima visita". Andate in office center e lasciate gadget per i manager degli uffici, e così via.

3) *Usate i video per presentare il vostro studio e il vostro team.* Più avanti riprenderemo l'argomento nello specifico, ma anticipiamo che mostrare tramite video la clinica e il team di dottori, vi farà sentire più vicini al cliente online.

4) *La carta stampata e la posta tradizionale funzionano ancora molto bene.* Soprattutto nelle aree meno affollate, giornali locali e posta domestica sono molto efficaci.

5) Focalizzatevi sul Local Search Marketing. Come illustreremo più avanti, la ricerca di servizi locali è importantissima; per questo, sarà fondamentale l'ottimizzazione della vostra presenza nel Google Marketing locale.

6) Proponete promozioni invitanti per il cliente. Se è pur vero che la classica "prima visita gratuita" è un'ottima promozione, è anche vero che rischia di essere un po' abusata. Inventatevi promozioni legate ai giorni della settimana, ai mesi, oppure a feste, sagre e altri eventi. Inoltre trovate altri local business che possono appoggiarvi in promozioni condivise e nel co-marketing (promozione del brand congiunto).

7) Richiamate il cliente e seguitelo via WhatsApp. Mandate un messaggio WhatsApp al cliente prima dell'appuntamento: si stima riduca del 50% il rischio di cancellazione. Scrivete al vostro cliente remainder, in base al vostro database, sulla pulizia dei denti, regalategli per il compleanno una pulizia dei denti, trovate comunque un metodo per mantenere il contatto.

8) Google Maps e My Business. Fatevi trovare in Google My Business nel modo giusto, con le fotografie adatte e la descrizione in linea con i valori attesi dal vostro cliente. Vedremo a questo proposito quanto più avanti descritto nel libro.

9) Ottenete revisioni nei social network e su Google. Chiedete ai vostri clienti di esprimere nei social il loro giudizio su come si sono trovati e monitorate i feedback in modo da poterli governare e poter rispondere in caso di commenti negativi. Più avanti nell'area social vedremo più di qualche suggerimento a riguardo.

10) Monitorate, Monitorate, Monitorate. È molto importante che ogni azione di marketing abbia un reale riscontro nelle vendite e quindi nei clienti. Predisponete all'interno dello studio un foglio di calcolo condiviso (se non predisposto dal sistema gestionale) nel quale rilevare ogni campagna, risultati di presenza, telefonate ricevute, pazienti acquisiti e fatturato generato da quella promozione.

Da ora in avanti, vedremo tutti i principali strumenti di marketing online che uno studio dentistico o una clinica può utilizzare per promuoversi, attirare e affezionare i clienti. Vogliamo però riepilogare i punti principali da ricordare nello sviluppare la strategia prima di mettere mano all'esecuzione:

- Individua le caratteristiche che contraddistinguono il tuo studio rispetto alla concorrenza.
- Individua il cliente-tipo che da quelle caratteristiche potrebbe trarne vantaggio.
- Valuta la domanda potenziale, ovvero quanti sono i tuoi "clienti-tipo" nella zona in cui è ubicato lo studio.
- Enfatizza quelle caratteristiche e con coerenza e costanza, crea ambiente, comportamento, e comunicazione in linea con il cliente e i valori da lui attesi.
- Comincia a monitorare ogni azione e valutane l'impatto nel numero di clienti nuovi e clienti di ritorno e calcola fatturati e marginalità per tipologia di cliente e per provenienza dello stesso.
- Rimani fermo e solido con la tua strategia per un periodo di tempo da te prestabilito: i risultati infatti non sono immediati.
- Rivedi la tua strategia apportando le dovute rettifiche in base ai risultati ottenuti, ma non cambiare totalmente rotta a meno che questa non si riveli totalmente sbagliata.

5 I motori di ricerca, la SERP e le ricerche locali

I motori di ricerca, in inglese "search engines", sono strumenti che gli utenti usano per fare ricerche nel World Wide Web; essi pongono delle query e ottengono dei risultati che rispondono alla loro richiesta.

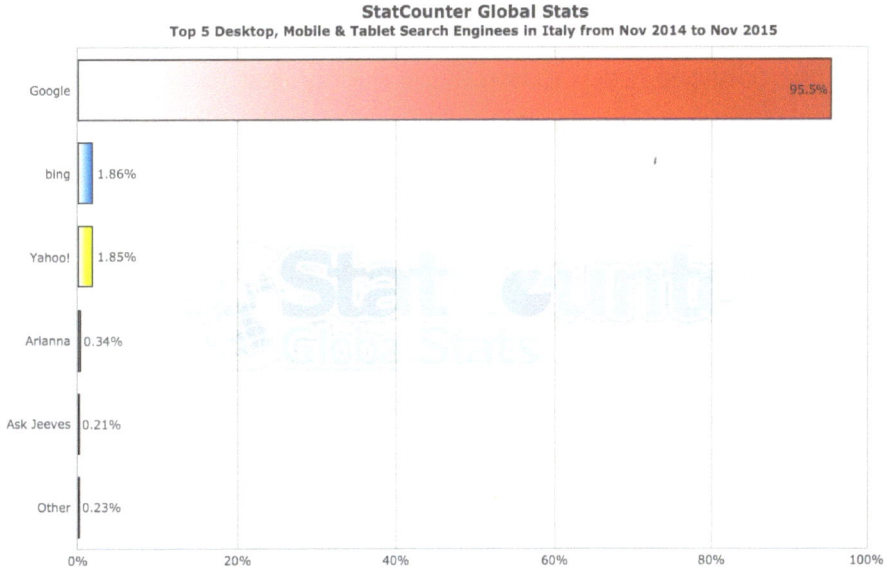

Fonte: http://gs.statcounter.com/

Esistono molti motori di ricerca, ma il più utilizzato al mondo attualmente è Google che, fatta eccezione per alcune aree geografiche come la Russia, la Cina e la Corea, la fa da padrone.

In Europa e in Italia ha praticamente il monopolio delle ricerche in Internet e nel nostro Paese viene utilizzato da oltre il 95% degli utenti.

Partiamo dal più forte: Google e Google My Business

Per comprendere cosa sta dietro a Google e alla sua capacità di offrire risposte pertinenti, possiamo schematizzare la sua attività in quattro funzioni:

1) **Scansione**: un software, detto anche crawler, o spider, esplora la rete tramite i link, ossia i collegamenti ipertestuali che trova all'interno delle pagine dei siti web e che gli consentono di passare da un sito all'altro.

2) **Indicizzazione**: a mano a mano che scansiona le pagine dei siti, il crawler le inserisce in un indice, un database che contiene tutto ciò che è presente in rete.

3) **Ranking**: una volta inserite nell'indice di Google, alle pagine viene dato un valore in funzione di quanto sono pertinenti rispetto alla richiesta fatta dagli utenti.

4) **Risultati**: quando l'utente fa una richiesta, il motore di ricerca restituisce delle pagine di risultati pertinenti con la query effettuata chiamate SERP, Search Engine Result Pages.

Ogni SERP offre all'utente dieci risultati organici, ossia non a pagamento, ordinati in base a quanto l'algoritmo di Google li ritiene pertinenti con la ricerca fatta dall'utente (riquadro rosso).

Oltre a questi viene dato spazio anche a risultati sponsorizzati e generati grazie alla piattaforma pubblicitaria di Google Adwords (riquadri gialli).

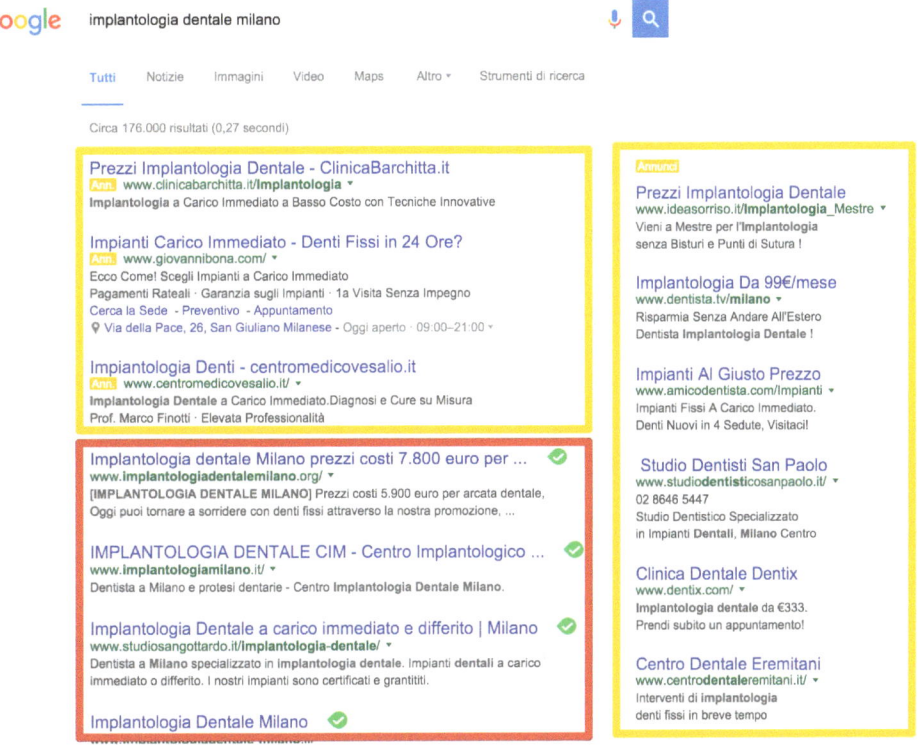

Fonte: Google, ricerca "Implantologia dentale Milano"

Quando gli utenti fanno ricerche con riferimenti geografici, Google mostra quello è chiamato Local Pack, ossia un box dedicato ai risultati locali, che elenca le attività commerciali o professionali presenti nelle vicinanze della località inserita nella query dell'utente.

Google ha sviluppato una modalità di visualizzazione dei risultati pensata per le ricerche geolocalizzate perché ha appurato che mediamente una ricerca su tre ha intenti locali, addirittura una su due se quella ricerca viene effettuata da dispositivo mobile. Se ci fermiamo a pensare, possiamo facilmente renderci conto come un utente che digita dal suo desktop "dentisti Milano" stia cercando informazioni sui dentisti presenti nella città di Milano; Google gli propone quindi una mappa con un elenco di studi dentistici, il link al sito web e le indicazioni stradali per raggiungerli.

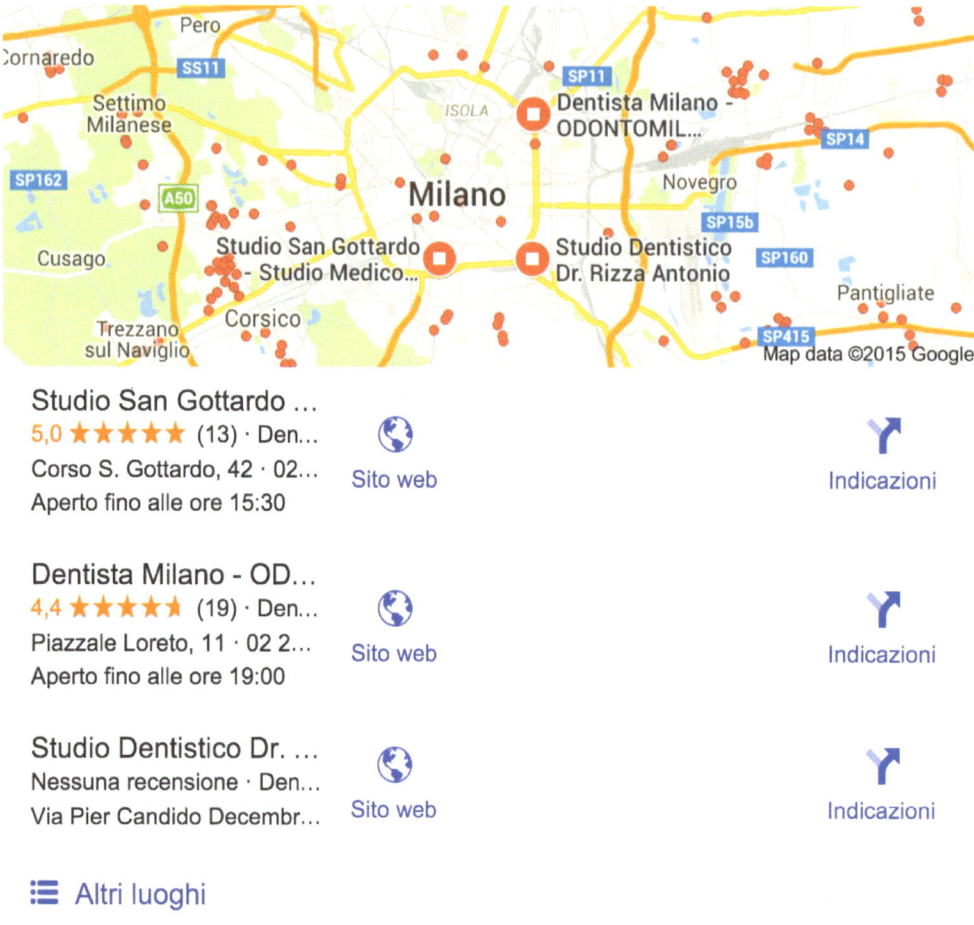

Fonte: Google Map, ricerca "dentisti Milano"

Se quella stessa ricerca viene fatta da Mobile probabilmente sottintende la necessità per l'utente di raggiungere lo studio dentistico, un intento ben diverso rispetto a quello di acquisire informazioni; per questo Google propone una schermata differente, ancora il Local Pack, ma con opzioni diverse, ossia ancora la mappa con le indicazioni stradali, ma al posto del link al sito offrirà la possibilità di chiamare con un semplice click.

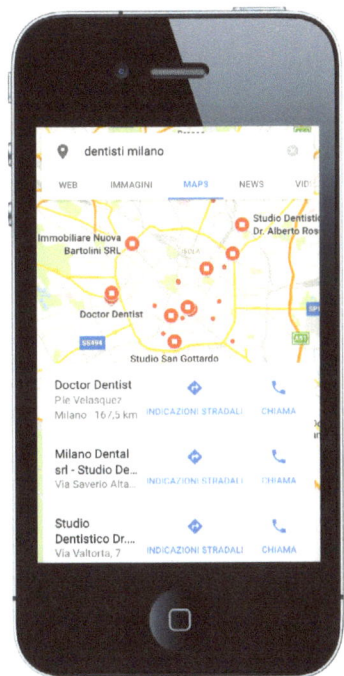 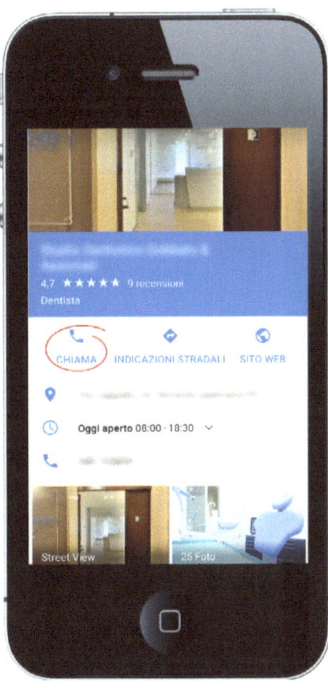

Fonte: Google, ricerca da Smartphone "dentisti Milano" e "nome studio dentistico"

Con l'obiettivo di offrire all'utente quante più informazioni utili, Google non solo consente di visualizzare l'indirizzo dello studio dentistico, ma anche l'orario di apertura e chiusura in tempo reale e, se gli utenti hanno fatto delle recensioni, le stelline che le identificano: se anziché una ricerca generica l'utente digita il nome dello studio dentistico, Google mostra un box sulla destra della pagina di ricerca che nel dettaglio offre informazioni sullo studio dentistico ricercato.

Per ottenere questa visibilità, Google mette a disposizione delle aziende Google My Business, uno strumento che consente di visualizzare le informazioni delle attività commerciali nella pagina di ricerca di Google, su Google Maps e in Google+, il social network proprietario di Google, così da dare la possibilità di essere trovati dai clienti qualsiasi dispositivo essi utilizzino.

Con Google My Business si possono dare loro indicazioni stradali per raggiungere lo studio dentistico tramite Maps, fornire informazioni sugli orari di apertura e il numero di telefono per chiamare.

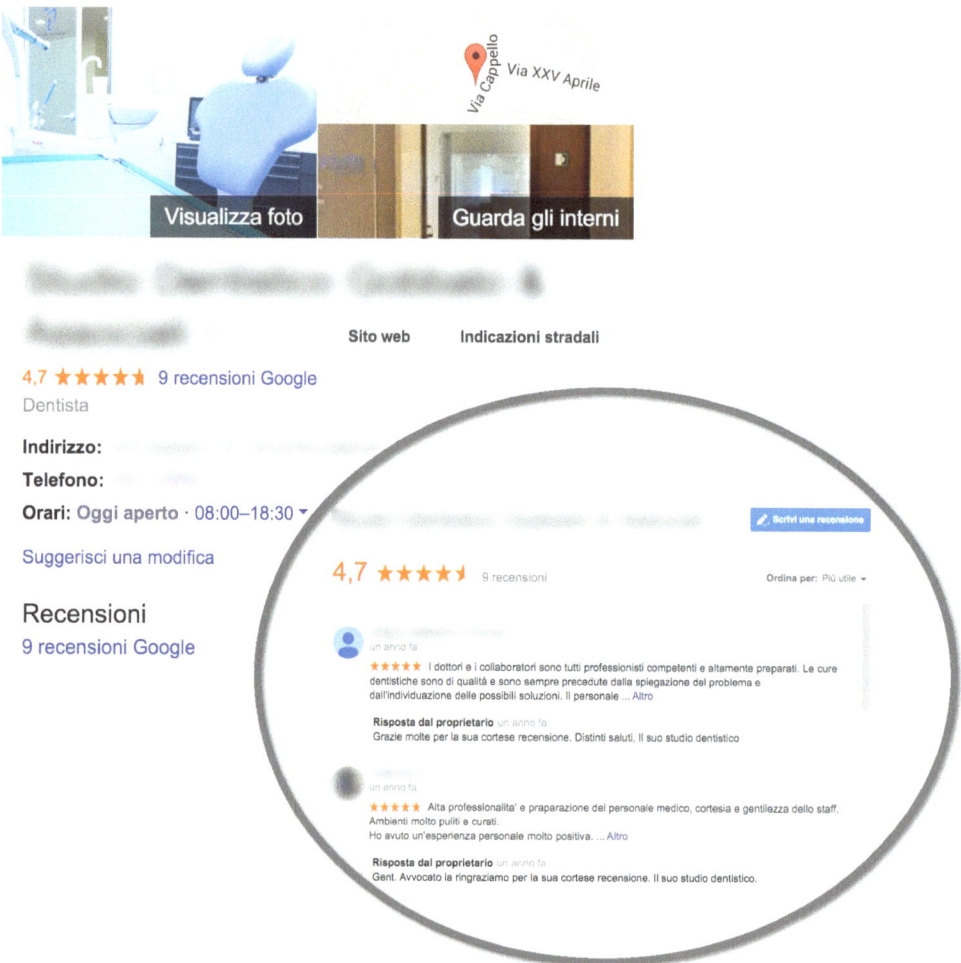

Fonte: Google, ricerca per "nome clinica"

Oltre a questo Google My Business offre la possibilità di sfruttare i meccanismi sociali di Google+, quindi di costruirsi una base di follower che incrementano la brand awareness, generano lead e possono portare a nuovi appuntamenti in studio. I potenziali clienti o clienti acquisiti potranno veicolare l'immagine aziendale con le loro azioni sociali, ossia i +1, le condivisioni dei post e dei contenuti.

Per poter creare la pagina Local, ossia quella pagina che consentirà di avere la presenza sulle mappe e di sfruttare Google My Business, sarà innanzitutto opportuno creare un account di posta elettronica Gmail che consentirà di accedere a tutti i servizi messi a disposizione da Google.

La segreteria, o chi si occupa del marketing in azienda, dovrà avere la possibilità di accedere a tale mail, conservando user ID e password che dovranno essere messe a disposizione anche dell'amministrazione e del responsabile della struttura.

Accedendo a questo indirizzo si potrà creare l'account Gmail che è personale, non aziendale, quindi andrà intestato a una persona fisica, il titolare dello studio oppure della segreteria.

Questo account aprirà ai servizi di Google tra cui, per l'appunto, Google My Business.

A questo punto si possono aprire due strade per diventare proprietari della nostra scheda Local: creare una scheda ex novo oppure rivendicarne una già presente.

Cosa significa rivendicarne una già presente?

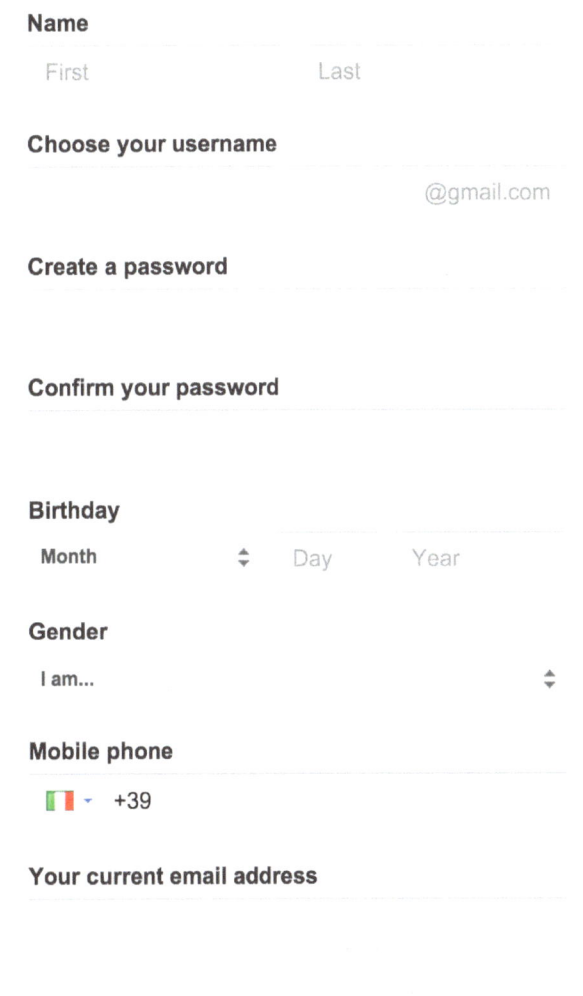

Fonte: Google, signup Gmail account

Google crea automaticamente delle schede Local traendo informazioni da portali locali come Pagine Gialle, Yelp, Foursquare ecc., ma si tratta di schede che non hanno un proprietario, ossia che non possono essere gestite e riempite di contenuti, si presentano quindi spoglie, con poche informazioni ed esteticamente anonime.

Rivendicando una scheda automatica si può, quindi, diventarne i legittimi proprietari rendendola un luogo di visibilità per lo studio dentistico, un punto di riferimento e di incontro tra l'azienda, i potenziali clienti e i clienti acquisiti.

Premesso che non è la sola via per farlo, vediamo quale procedimento attuare per rivendicare una scheda automatica.

Entrando in Google Maps digitiamo il nome dello studio dentistico: ci verrà mostrata una scheda con nome, indirizzo, numero di telefono e foto. Cliccando sulla voce "Rivendica questa attività", si accederà a un'ulteriore schermata che consentirà di rivendicare la scheda.

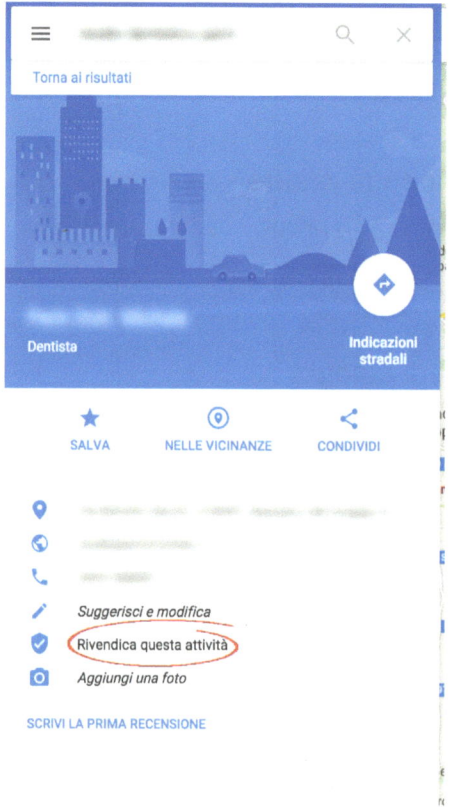

Fonte: Google, rivendica scheda da Google Maps

A questo punto basterà spuntare l'autorizzazione a gestire la pagina e il passaggio successivo ci farà scegliere tra l'invio di una cartolina contenente un codice di verifica oppure una telefonata.

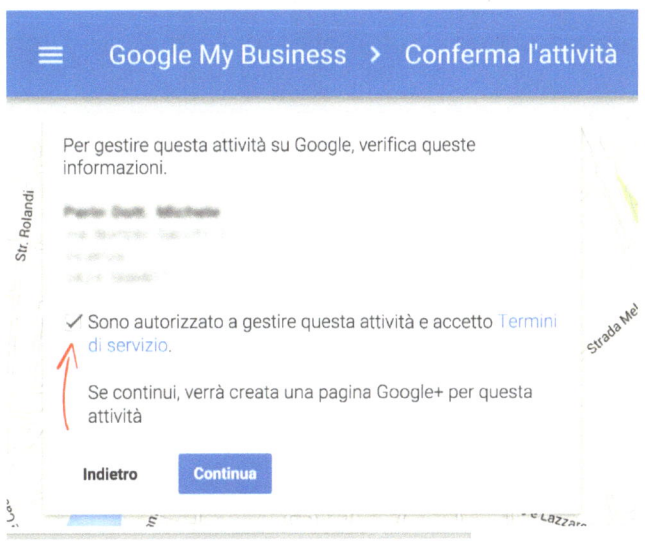

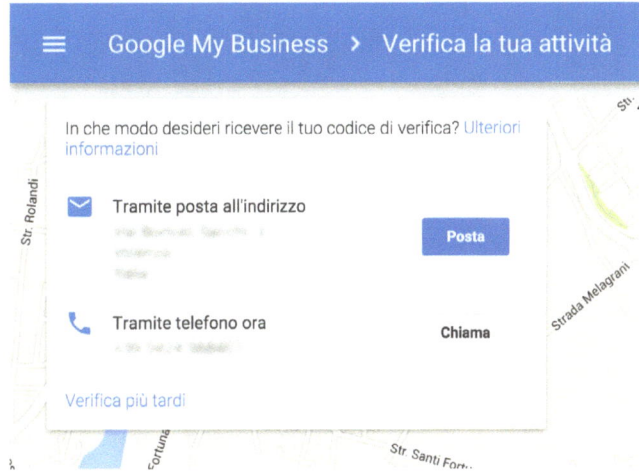

Fonte: Google My Business, processo di registrazione

Inserendo il codice di verifica si diventerà proprietari a tutti gli effetti e si potrà procedere all'ottimizzazione della scheda Local e al suo utilizzo.

Nel caso in cui, invece, ancora Google non abbia recuperato informazioni sullo studio dentistico e non si trovi traccia di alcuna scheda automatica nelle mappe, l'iter da seguire sarà in parte diverso.

Entrate nella pagina ufficiale di Google My Business (https://www.google.com/business/) e cliccate sul bottone "Accedi", se richiesto inserite username e password relativi alla Gmail creata in precedenza, e vi troverete di fronte a una schermata che offre tre opzioni di scelta:

- Esercizio Pubblico
- Servizio
- Brand

Scegliete la prima voce, "Esercizio pubblico", e procedete come nel caso precedente, cercando il nome del vostro studio dentistico.

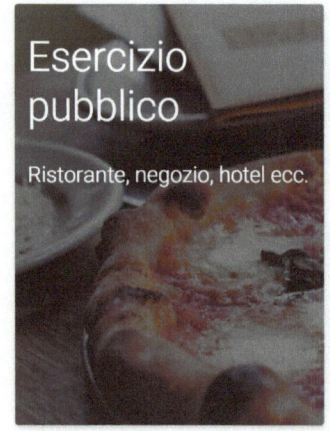
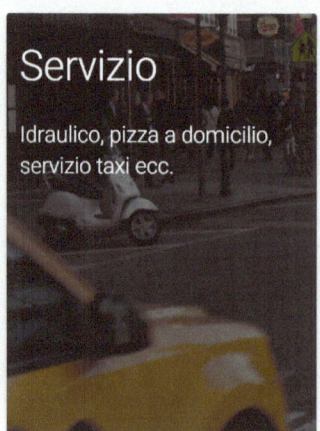
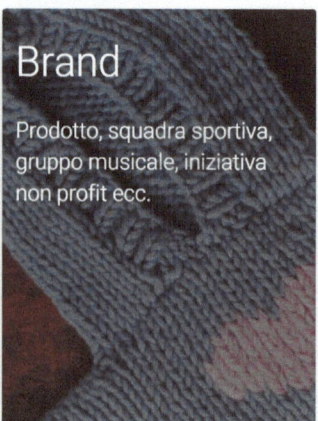

Fonte: Google My Business Scelta Categoria

Giacché Google non ha ancora archiviato i vostri dati, perché, ad esempio, avete appena aperto l'attività, vi troverete di fronte a una schermata che segnala la mancanza di informazioni nel database e vi inviterà a fornirli.

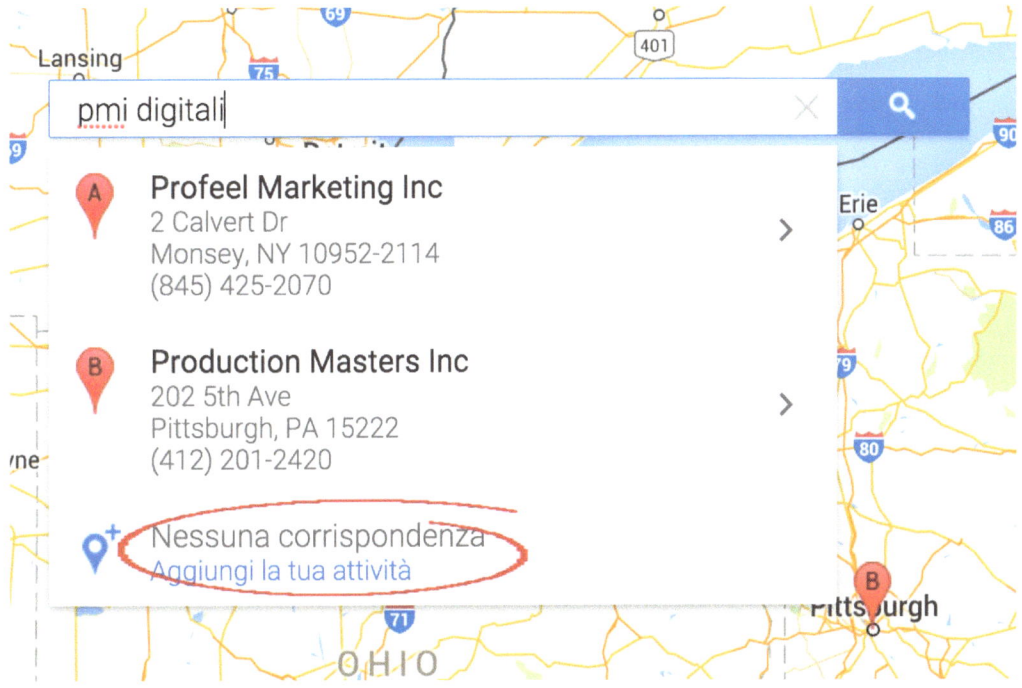

Fonte: Google My Business, ricerca studio in Maps

Cliccate su "Ho inserito correttamente il nome e l'indirizzo" e compilate il form che vi verrà proposto.

Fate attenzione a inserire la categoria corretta, fattore che Google tiene in gran considerazione.

Completate la procedura senza mettere il segno di spunta su "Offro beni e servizi ai clienti presso la loro località" (questa opzione, infatti, è valida solo per i servizi a domicilio).

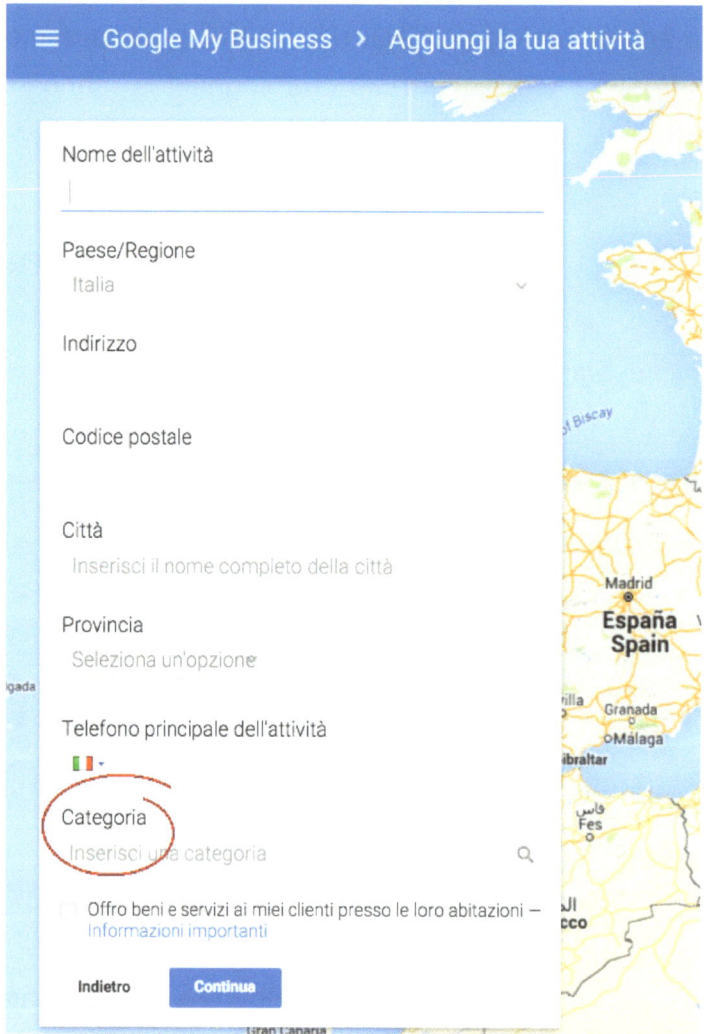

Fonte: Google My Business, barra laterale

Vi troverete, a questo punto, a dover validare la scheda tramite il codice di verifica descritto sopra e il gioco sarà fatto.

Evidenza che la scheda è stata correttamente rivendicata si ha dalla comparsa di uno scudetto a fianco del logo in copertina.

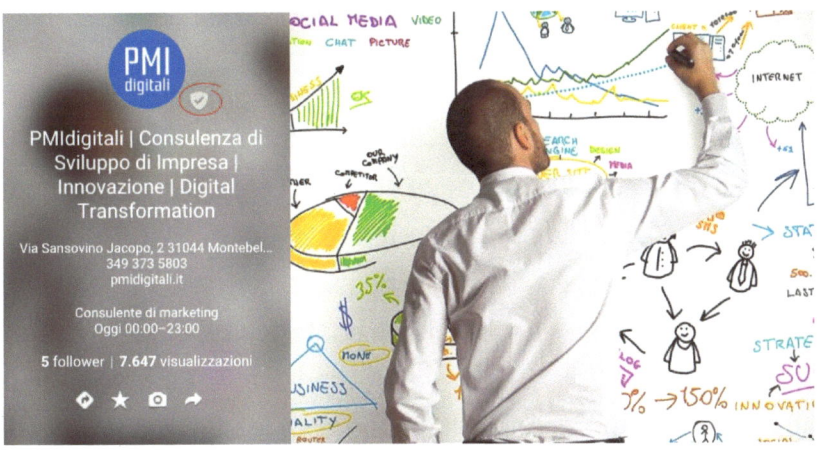

Fonte: Google Plus, Pagina PMIdigitali

Una volta rivendicata, la scheda Local andrà ottimizzata inserendo tutte le informazioni che Google richiede e seguendo alcune best practice.

NOME: deve essere aderente alla ragione sociale dello studio senza l'aggiunta di slogan, informazioni aggiuntive, caratteri speciali o parole interamente in maiuscolo (v. Guida di Google My Business).

CATEGORIA: scegliere la più adatta tra quelle suggerite man mano che si digita; è possibile inserirne più di una, ma è opportuno prediligere la precisione alla quantità.

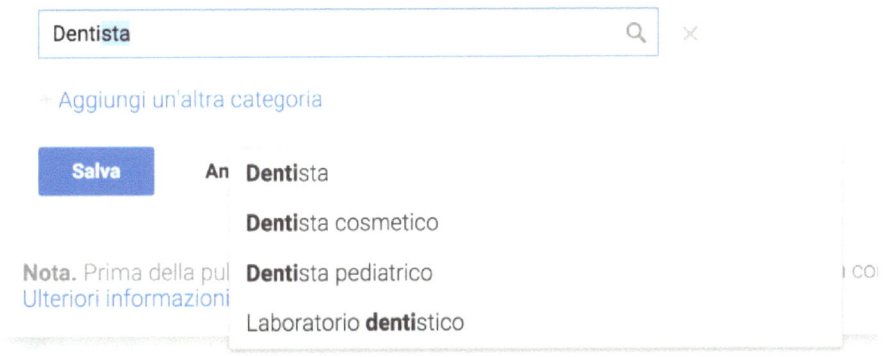

Fonte: Google My Business, scelta categoria

Purtroppo non è possibile inserire categorie ex novo, è necessario adattarsi a quanto Google mette a disposizione.

DESCRIZIONE: è la prima presentazione dell'attività, il primo approccio con il potenziale cliente, quindi dev'essere dettagliata, accattivante e deve esaltare i servizi offerti. È importante comunicare i valori aziendali per entrare in empatia con i potenziali clienti. Se ci si rivolge a un target italiano ed estero scrivere il testo in più lingue, visto che non è possibile creare versioni multilingua della scheda.

CONTATTI E ORARI: inseriamo tutte le modalità di contatto che Google ci consente di fornire agli utenti e diamo informazioni precise circa i giorni e gli orari di apertura, perché in funzione di questo Google mostrerà agli utenti, nel momento della ricerca, se lo studio è aperto o chiuso al pubblico.

URL PERSONALIZZATO: facilitiamo quanto più possibile gli utenti nel riconoscerci e nel ricordarsi di noi; creiamo un URL personalizzato con il nome dello studio. Per farlo accediamo alla pagina Google+ dal menù di sinistra e nella scheda informazioni modifichiamo l'URL assegnato dinamicamente da Google.

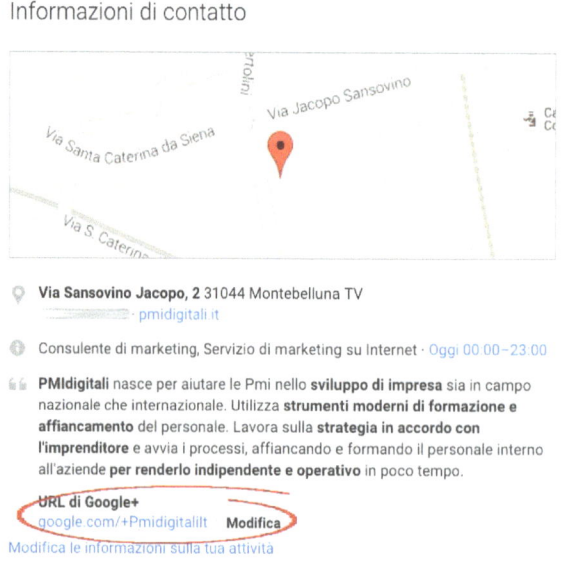

Fonte: Google Plus, Pagina PMIdigitale - Sezione Informazioni di contatto

FOTO: il sistema consente di inserire fotografie per
- Profilo: la foto del Profilo serve per aiutare gli utenti a riconoscere l'attività su Google;
- Copertina: mostra la personalità dell'azienda, lancia un messaggio; è anche possibile sfruttare lo spazio per inserire del lettering, uno slogan;
- Logo: da caricare in formato quadrato, dà riconoscibilità al brand.

Sfruttiamo fino in fondo la potenza delle immagini per inserire foto degli interni e mostrare la struttura agli utenti, foto dell'esterno per consentire di identificare l'edificio quando i clienti devono raggiungere lo studio per la prima volta, foto dei servizi offerti, foto del team.

È anche possibile caricare un tour virtuale: Business View, con la stessa tecnologia utilizzata per Street View (la versione interattiva di Google Maps) che fotografi certificati potranno realizzare.

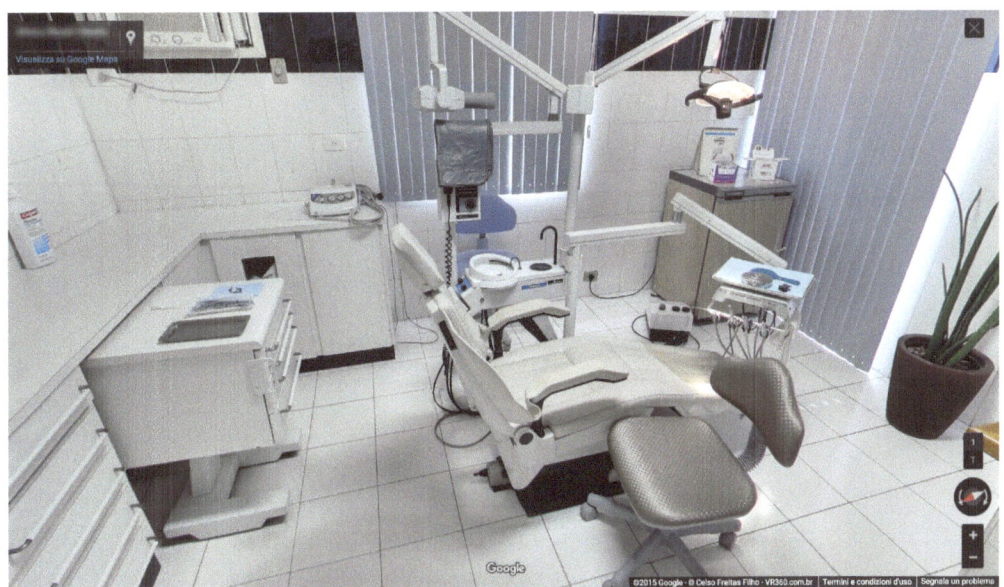

Fonte: http://exampletours.com/category/medical/dentist-medical/

Se lo studio ha più sedi è necessario creare una pagina Local per ogni sede e avere, nel sito web aziendale, una pagina dedicata a ognuna di queste sedi.

Nella sezione del sito andranno inseriti tutti i dati relativi alla specifica sede con indirizzo, orari, numero di telefono dedicato della struttura, indicazioni stradali ed eventuale mappa per raggiungerla, il tutto corredato di foto.

È importante sottolineare come il sito web sia strettamente collegato con la scheda Local in quanto Google non solo verifica la corrispondenza tra i due, ma ne raffronta le informazioni locali inserite e valuta i fattori SEO che contribuiscono al ranking locale, ossia il posizionamento dell'attività locale rispetto a quello dei competitors.

Ogni pagina Local creata dovrà essere ottimizzata in tutti gli elementi prima descritti, puntando molto sulle descrizioni, che dovranno differenziarsi l'una dall'altra ed esaltare le specificità della singola struttura.

È opportuno scrivere descrizioni corpose e pensate per indurre i potenziali clienti a contattare lo studio e a prenotare una visita.

Se la nostra strategia social prevede un piano editoriale per Google+ potremo optare per dei post specifici per ogni sede oppure popolare di contenuti soltanto la pagina Google+ collegata alla scheda Local principale, pubblicando sulle altre un post che rimandi a quest'ultima.

Come per ogni attività di marketing e di comunicazione è necessario avere dei Key Performance Indicators (KPI) da monitorare, ossia degli elementi su cui misurare le performance delle attività svolte.

Google My Business mette a disposizione una dashboard con informazioni relative al movimento che si crea attorno alla pagina Local e corrispondente pagina Google+.

Le sezioni presenti nel pannello di controllo "Statistiche" mostrano dati relativi a:

VISIBILITÀ

Visualizzazioni: il numero di volte in cui l'attività e i suoi contenuti sono stati visti.

Click: il numero di click effettuati per ottenere indicazioni stradali e per accedere al sito web.

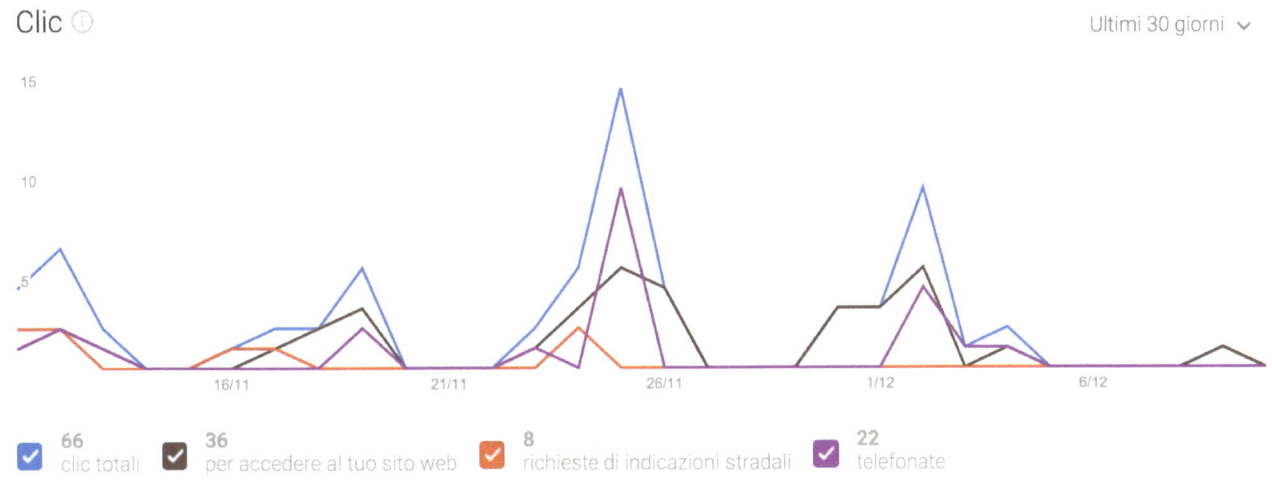

Fonte: Google My Business, statistiche di visualizzazione profilo

Richieste di indicazioni stradali: da dove gli utenti richiedono indicazioni stradali per raggiungere lo studio dentistico.

Chiamate: le chiamate telefoniche effettuate dagli utenti per contattare la struttura.

COINVOLGIMENTO

Azioni sui post: tutte le tipologie di interazione che gli utenti hanno con i contenuti pubblicati sulla pagina Google+.

Post recenti: gli ultimi post pubblicati e le loro performance in termini di engagement.

Media delle azioni sui post: aiuta a comprendere quanto siano efficaci i post in funzione del loro contenuto, analisi utile per migliorare il proprio piano editoriale.

PUBBLICO

Informazioni sui follower vecchi e nuovi con dati geolocalizzati e demografici. Questi dati sono strategicamente utili per comprendere quale pubblico ci stia seguendo, se è in target o meno e per valutare l'eventuale apertura di un nuovo segmento di mercato non considerato, ma che potrebbe essere profittevole.

Un'altra utilissima dashboard è quella relativa alle **RECENSIONI**.
I feedback degli utenti sono importanti per far conoscere all'esterno l'operato dello studio dentistico. Più recensioni positive si ottengono e più si ha possibilità di essere apprezzati da Google, che renderà più visibile la nostra attività geolocalizzata, e dagli utenti, che saranno rassicurati dall'opinione positiva di altri clienti.
Abbiamo visto all'inizio quanto sia esteticamente impattante visualizzare le stelline arancioni con il relativo punteggio di qualità numerico nel Local Pack o in One Box. È quindi opportuno cercare di stimolare il più possibile i clienti a rilasciare recensioni positive: più queste saranno e più daremo all'esterno un'immagine di struttura ad alto standing qualitativo e molto apprezzata da chi ha provato i nostri servizi.
È buona pratica trovare la giusta modalità di indurre i clienti a fare delle recensioni; ecco alcune idee: sulla fattura, leaflet in studio, in bacheca all'uscita, richiesta a voce, nelle newsletter, nelle confezioni dei gadget, in accompagnamento ai regali di Natale.
Una volta ottenute le recensioni si potranno visualizzare e gestire dall'apposita dashboard.

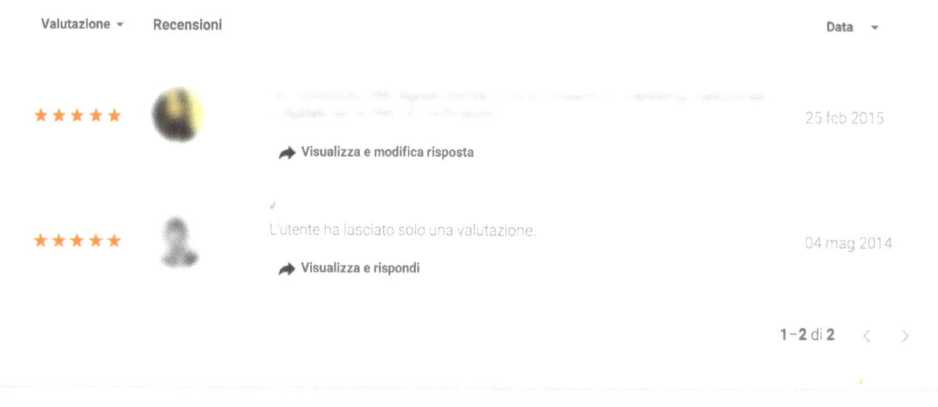

Fonte: Google My Business, visualizza recensioni utenti

Va da sé che le recensioni sono degli eccezionali strumenti di visibilità, ma hanno anche una componente di rischio legata alle inevitabili situazioni critiche che possono insorgere nello svolgimento della quotidiana attività lavorativa.

Il lato positivo è che avere la possibilità di rispondere adeguatamente a eventuali commenti negativi è di primaria importanza: se le critiche finissero in rete dove lo studio dentistico non ha la possibilità di controbattere, il potenziale ritorno negativo d'immagine sarebbe di difficile gestione. Giocare in casa aiuta, poter spiegare al cliente e a chi legge le recensioni la nostra posizione è importante perché consente di difenderci se nel giusto e di scusarci, mostrando comprensione e disponibilità, qualora fossimo in torto.

Fonti:
Guida di Google My Business
Local Strategy
Guida Google.

6. La ricerca di parole chiave per il tuo sito web

Dalle keyword ai topic: cerchiamoli, troviamoli e utilizziamoli

Di certo avrete sentito parlare di *keywords*, parole chiave, ma avete ben chiaro di cosa si tratta? Le parole chiave, o chiavi, sono, in sostanza, le parole digitate dagli utenti quando fanno una ricerca online utilizzando un motore di ricerca – Google, nella stragrande maggioranza dei casi. Se si è bravi a individuare tali parole si potrà strutturare una strategia di presenza e comunicazione online basata proprio su quello che cercano i nostri prospect così da raggiungerli e farli diventare clienti. Con l'utilizzo sempre più massivo dello smartphone per navigare la rete e l'utilizzo della ricerca vocale per essere più veloci e non dipendere dalla digitazione – si pensi a Siri o al logo del microfono nella barra di ricerca di Google – anche il modo di cercare online è cambiato.

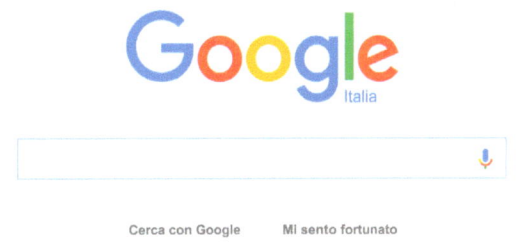

Fonte: https://www.google.it, maschera di ricerca

C'è differenza tra una query digitata o pronunciata; parlando si usano frasi più lunghe e complesse, questo ha indotto Google a innovare per offrire i migliori risultati agli utenti.

Nel 2013 Google ha rilasciato un nuovo algoritmo, chiamato Hummingbird, che risponde alle ricerche conversazionali; questo significa che il motore di ricerca interpreta il contenuto della query e dei testi presenti nei siti web.

La ricerca semantica ha indotto anche a modificare il modo in cui si identificano le parole chiave che, di fatto, non sono più intese dal motore di ricerca come un insieme di lettere dove non esiste singolare e plurale, dove i sinonimi sono chiavi a se stanti così come le combinazioni di due o più parole, come "dentista odontoiatra" e "odontoiatra dentista".

Ora l'algoritmo interpreta il significato delle parole e delle frasi per comprendere l'argomento principale e il suo contesto, quindi bisogna essere molto bravi nell'individuare le chiavi attorno alle quali si vuole strutturare il contenuto e utilizzare sinonimi e parole correlate che abbiano lo stesso significato, allo scopo di arricchire il documento e renderlo il più possibile esaustivo rispetto a una specifica tematica.

Una buona strategia per identificare le giuste parole chiave, i giusti argomenti su cui lavorare per soddisfare le richieste formulate dagli utenti, può essere quella di individuare tre categorie di chiavi/topic:

Topic Trends: le chiavi "secche", più facili e ovvie, ad esempio "dentista", "dentista + luogo", "impianto dentale" ecc.

Niche Topic: chiavi di longtail, ossia più specifiche e formate da 3-4 parole, ad esempio "curare le carie dentarie", "come pulire i denti", "impianto dentale arcata superiore" ecc.

Psico Topic: chiavi relative a un bisogno inespresso (l'utente ha bisogno del dentista, ma ancora non se ne è reso conto) ad esempio "digrigno i denti", "ho mal di schiena", "denti consumati sotto le gengive" ecc.

Una volta compreso questo concetto, si dovrà trovare una serie di chiavi da inserire nelle tre categorie in funzione dello studio dentistico e della tipologia di cliente a cui si rivolge. Un dentista per bambini individuerà delle chiavi focalizzate su di essi, lo specialista della masticazione e della postura punterà su questi concetti, così come lo studio all'avanguardia per tecniche e macchinari andrà a lavorare su questi altri tipi di elementi.

Una volta individuate le chiavi, queste verranno utilizzate per tutta la comunicazione, nel rispetto del principio della Coerenza e della Costanza (v. capitolo 3).

Per trovare le chiavi si possono utilizzare diversi modi:

Google Suggest: il suggeritore di Google si attiva nel momento in cui si inizia a digitare una parola nella barra di ricerca; i suggerimenti vengono forniti sulla base delle ricerche che più frequentemente gli utenti fanno.

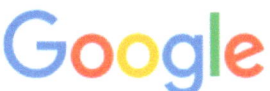

Google | denti e mal

denti e mal **di schiena**
denti e mal **di testa**
denti e mal**attie**
denti e mal **di gola**

Premi Invio per cercare

Fonte: www.google.it, suggerimenti di ricerca

AdWords Keyword Planner: strumento di ricerca delle parole chiave proprietario di Google e fornito per la sua piattaforma pubblicitaria AdWords. Fornisce suggerimenti sulle parole chiave e indicazioni di massima sul volume di ricerca riferito a specifiche aree geografiche e con indicazioni del trend annuale di tale ricerca.

Lo strumento offre anche suggerimenti, a partire da una o più keyword, che consentono di ampliare il paniere di chiavi.

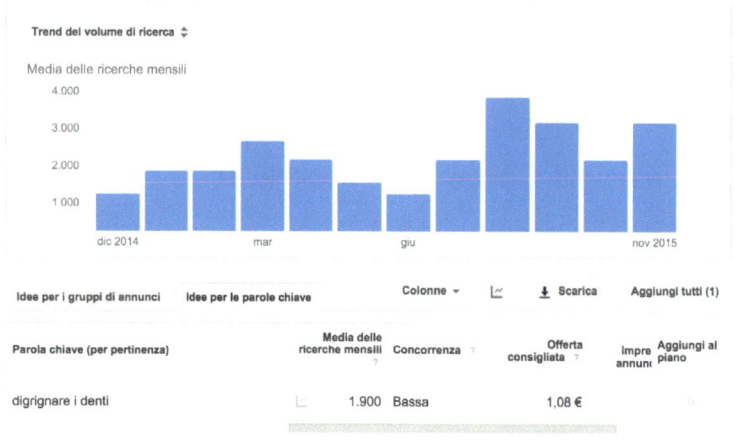

Fonte: Google Adwords, Keyword Planner

Parola chiave (per pertinenza)	Media delle ricerche mensili
dentista	12.100
sbiancamento denti	12.100
odontoiatria	6.600
studio dentistico	4.400
mal di denti	6.600
ortodonzia	4.400
implantologia	3.600
dentisti	1.600
come sbiancare i denti	6.600
denti bianchi	3.600
apparecchio denti	5.400
pulizia dei denti	4.400

Fonte: Google Adwords, Keyword Planner

Per usufruirne è necessario accedere dall'indirizzo adwords.google.it/KeywordPlanner e logarsi con l'account Gmail creato per tutti i servizi di Google
.

Attenzione!

Se è la prima volta che si accede a Google AdWords si dovrà creare un nuovo account oppure, avendo già attivato una mail Gmail, si potrà anche cliccare su Accedi.

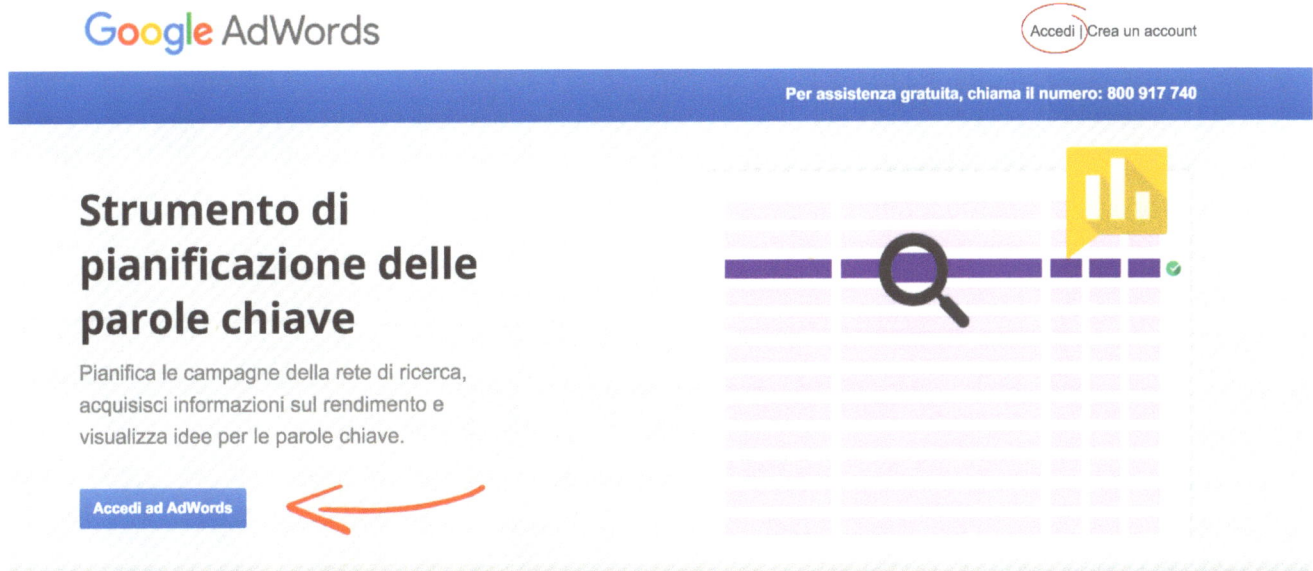

Schermata di accesso a Google Adwords

Nella schermata successiva si dovrà selezionare la voce "Salta la configurazione guidata": questo permetterà di usufruire dello strumento per le parole chiave anche senza configurare in toto il proprio account.

Qui di seguito gli screenshot dell'iter da seguire passo dopo passo.

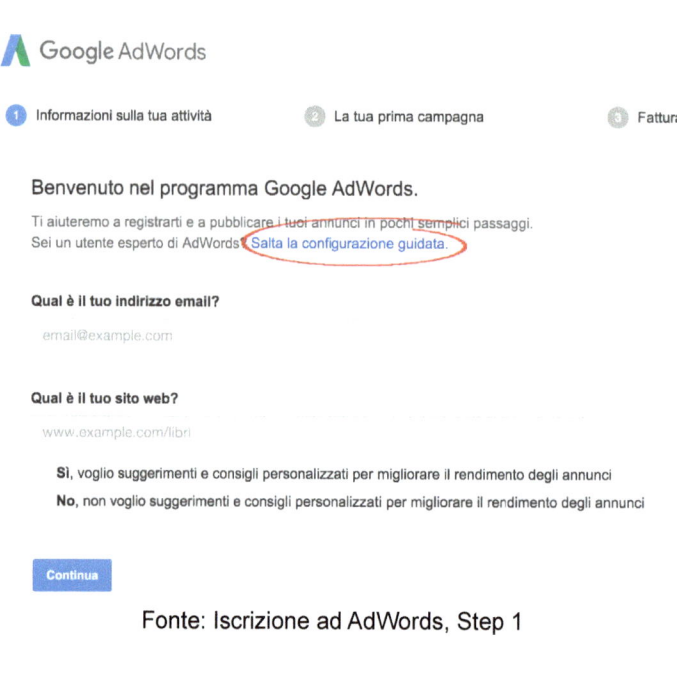

Fonte: Iscrizione ad AdWords, Step 1

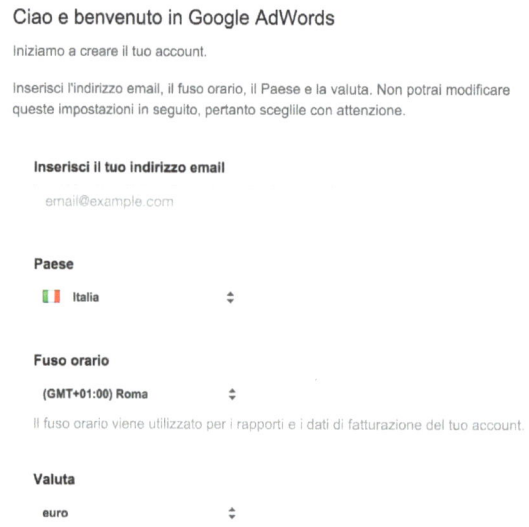

Fonte: Iscrizione ad AdWords, Step 2

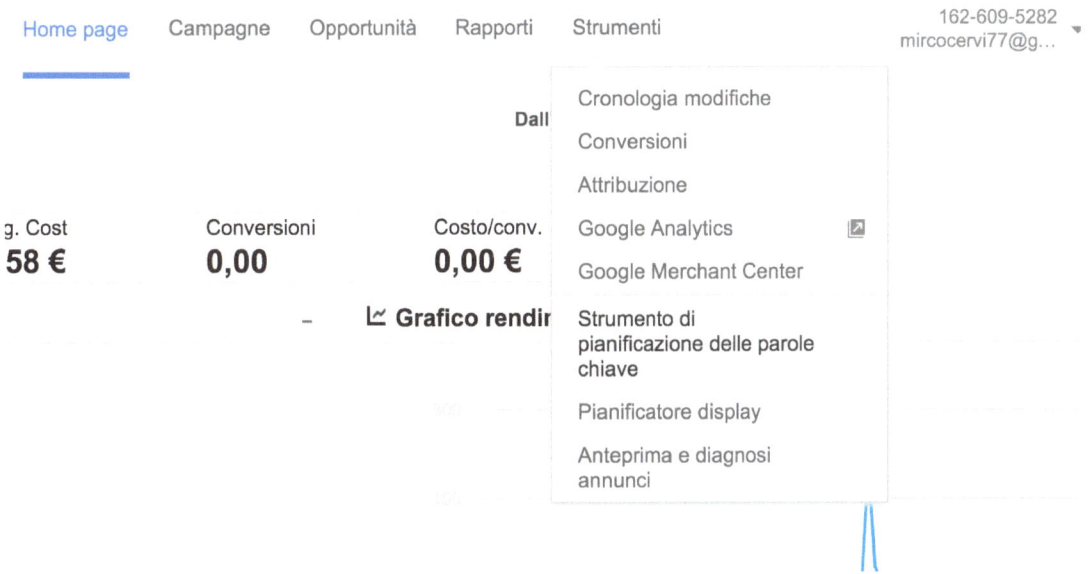

Fonte: Iscrizione ad AdWords, Step 3

Arrivati a questo punto, anziché andare a creare una campagna AdWords, si potrà cliccare su "Strumenti" per accedere al Keyword Planner, chiamato anche "Strumento di pianificazione delle parole chiave". HyperSuggest, Übersuggest, Merlinox Suggest, sono altri strumenti molto utili per ampliare la gamma di chiavi e ottenere suggerimenti. Grazie a questi tool si potrà fare il download delle chiavi d'interesse per andare a creare un file Excel da mettere a disposizione dell'ufficio marketing e di chi ha il ruolo di copywriter.

Questo metodo è utile per avere una linea guida da seguire per tutta la comunicazione; i testi andranno scritti in funzione di queste chiavi utilizzando, come detto sopra, termini simili e correlati, in modo che l'argomento trattato sia ricco di contenuti, esaustivo e permeato da chiavi che coprono la tematica in toto.

Facciamo attenzione a non cadere in quello che viene definito "keyword stuffing", ossia l'abuso di parole chiave ripetute senza criterio nel testo; la scrittura deve essere naturale, fluida, pensata per interessare l'utente e fornirgli contenuti originali e realmente utili.

Fonti:
Guida di Ricerca Google
Guida Google Adwords
Giorgiotave.it

7 Fondamentali di un sito web: le caratteristiche che deve assolutamente avere

Perché avere un sito?

Molteplici sono i vantaggi che potrebbero rispondere a questa domanda, a maggior ragione se stiamo parlando di un sito web aziendale.

È dimostrato che prima di qualsiasi acquisto di prodotto o servizio il cliente si informi; ma dove, se non su internet?

Essere presenti con una propria vetrina diventa dunque un modo per farsi conoscere, aumentare le possibilità di business, dare le giuste informazioni ai futuri pazienti della clinica.

Siamo inoltre così abituati a trovare qualsiasi cosa nel web che un'azienda senza sito rischia di essere catalogata come retrograda e non aggiornata.

Un'attività con un proprio sito invece, **comunica affidabilità e professionalità** dimostrando all'utente di voler presentarsi in maniera chiara e immediata, attraverso un canale di comunicazione forte che permette la massima interazione con i propri interlocutori.

Essere presenti nella rete con un sito ben fatto significa **prestigio per l'azienda** ed è sicuramente un segno di distinzione importante per poterla presentare nella sua totalità grazie a strumenti innovativi e d'effetto.

Ma come attirare l'interesse dei propri clienti nella maniera giusta?

Esperienza e accessibilità: progettare un sito web efficace

1) L'esperienza utente e la fruibilità delle informazioni

Nel mondo, **3,649 miliardi di persone**[4] accedono alla rete tramite dispositivi mobile, rivoluzionando così l'idea di come un sito deve riuscire ad accogliere l'utente.

È necessario svincolarsi dall'idea che le ricerche nel web avvengano ancora seduti davanti a uno schermo: il sito oggi deve essere facilmente fruibile e interpretabile da un utente in continuo movimento e che cerca informazioni nei momenti liberi della giornata, attraverso diversi device.

Affinché questo avvenga, si suggerisce che la progettazione iniziale del sito preveda già una sua versione mobile, pensata cioè per una consultazione tramite dispositivi come smartphone e tablet, dove le informazioni contenute siano quelle indispensabili e strategiche (ad esempio contatti, modulo di prenotazione, scheda costi, mappe...).

A supporto potrà poi esistere una versione del sito più completa, prevista per una consultazione da postazioni fisse: un sito cosiddetto responsive che sarà in grado di adattare i propri contenuti in base alla grandezza degli schermi da cui verrà consultato, senza rimpicciolire troppo testi e immagini rendendoli incomprensibili.

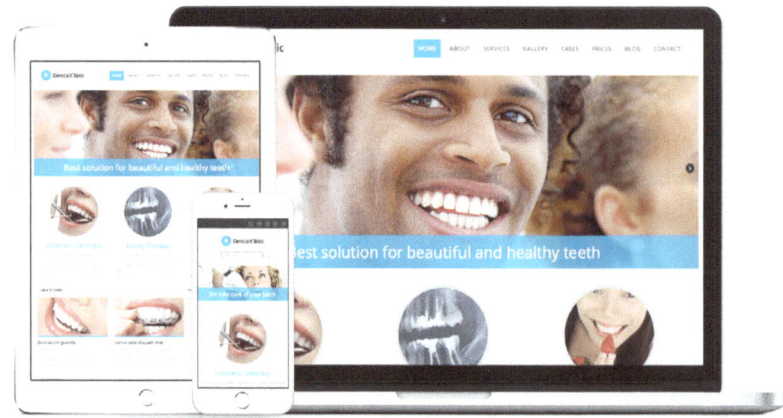

Fonte: http://webpresence-dentalmarketing.com/

Siamo nell'area della User Experience (UX), dove fondamentali sono il ruolo e i comportamenti del consumatore finale: un individuo affamato di informazioni, che ha la necessità di reperirle nella maniera più intuitiva e veloce possibile.

Lo studio della UX di un sito deve quindi assicurare all'utente una navigazione facile e coinvolgente e, allo stesso tempo, permettere a noi di raggiungere gli obiettivi di conversione prefissi (richiesta d'informazioni, iscrizione alla newsletter, un contatto per prendere un appuntamento…). Nei capitoli successivi approfondiremo le strategie di conversione.

2) Alto impatto visivo

Immaginate che il vostro paziente entri per la prima volta nel vostro studio: ordine e pulizia devono immediatamente colpirlo, creando nella sua mente una prima impressione positiva.

Lo stesso deve accadere nell'accedere al sito web aziendale: spazi, colori, immagini e contenuti devono accoglierlo in maniera chiara ed elegante senza sommergerlo di input inutili capaci di generare solo confusione.

L'aspetto grafico del sito dovrà rispettare in maniera fedele l'**immagine coordinata** dello studio attraverso l'utilizzo di colori e immagini scelti con cura e senza mai esagerare: **mai scrivere e mostrare quello che non è reale!**

Nel paragrafo dedicato alle immagini e ai colori parleremo in maniera più approfondita di come curare questi aspetti.

3) Accessibilità ai contenuti: web usability

Una volta accolto l'utente, la priorità diventa fargli trovare con comodità quello per cui ci ha cercati: **il layout e la sitemap del sito devono essere studiati affinché le informazioni siano immediatamente reperibili**.

A livello tecnico potremmo tenere come valide alcune semplici indicazioni:

• la costruzione di un **menù di navigazione chiaro e semplice**, dove non deve mai mancare la pagina "Contatti";

- inserire nella prima fascia visibile del sito (*above the line*) le informazioni che si reputano più importanti e che si desidera "spingere";
- **suggerire dei percorsi di navigazione** rendendo la consultazione intuitiva, attraverso:
    - un menù di navigazione che preveda al massimo due livelli di profondità (sottopagine)
    - la creazione di vie d'accesso preferenziali ad aree dedicate ad argomenti o utenti specifici
    - l'inserimento delle *breadcrumbs* (briciole di pane) che indichino il percorso della navigazione fatto dall'utente
    - la presenza di Call to Action (le cosiddette "chiamate all'azione" presentate in seguito in maniera più approfondita) univoche, ben evidenziate e monitorabili
    - l'utilizzo di colori ed elementi grafici (icone, bottoni, box ecc.) per determinare la gerarchia degli elementi e percorsi di lettura
- tenere come buona regola quella di far compiere un massimo di **due click** per raggiungere le informazioni desiderate.

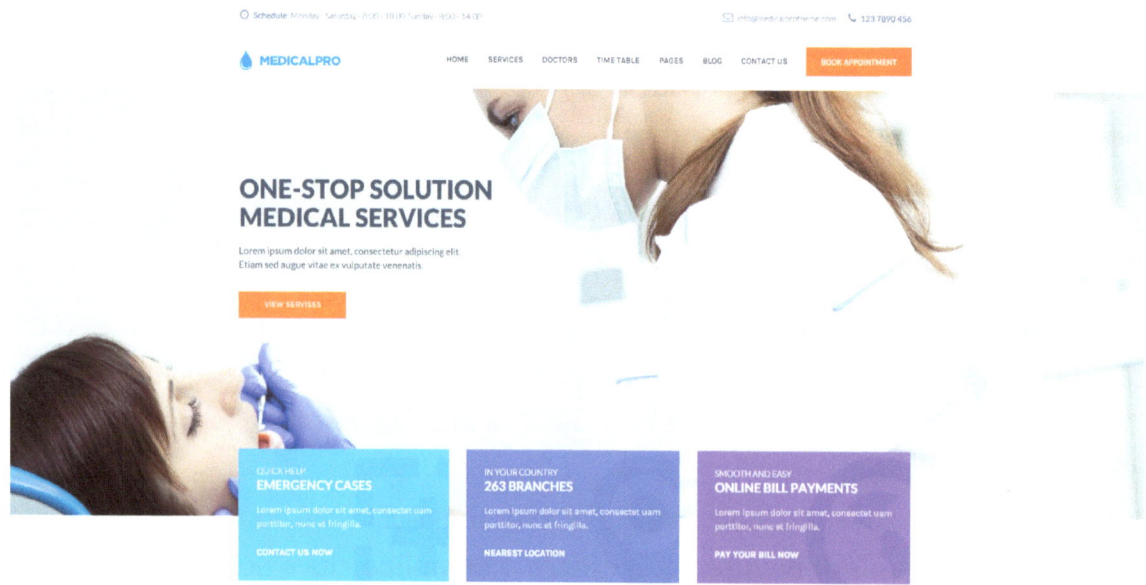

Fonte: http://medicalpro.themedesigner.in/

4) L'offerta di valore

Alcuni utenti potrebbero arrivare al sito senza essere già vostri pazienti: **far conoscere subito le motivazioni e i vantaggi nel diventare vostro cliente** diventa dunque una mossa strategica molto importante.

Erroneamente colleghi dentisti danno precedenza a informazioni legate alla presentazione dello studio e alla sua storia, senza pensare alle motivazioni reali per cui una persona con il mal di denti vada a cercare un dentista in internet.

Offrire subito soluzioni distintive rispetto alla concorrenza (Value Proposition) vi farà convertire quell'accesso al sito in un appuntamento per una prima visita in clinica!

5) Alto livello di coinvolgimento

Le possibilità offerte dagli strumenti web di oggi sono strabilianti: utilizzando una grafica appropriata è possibile realizzare pagine web con video, foto e animazioni per realizzare una vera **esperienza multimediale ad alto coinvolgimento**.

Attenzione!

È risaputo che gli interventi odontoiatrici provochino stati di ansia nella maggior parte dei pazienti: alto coinvolgimento non deve quindi significare terrore a causa di immagini e video "horror"...

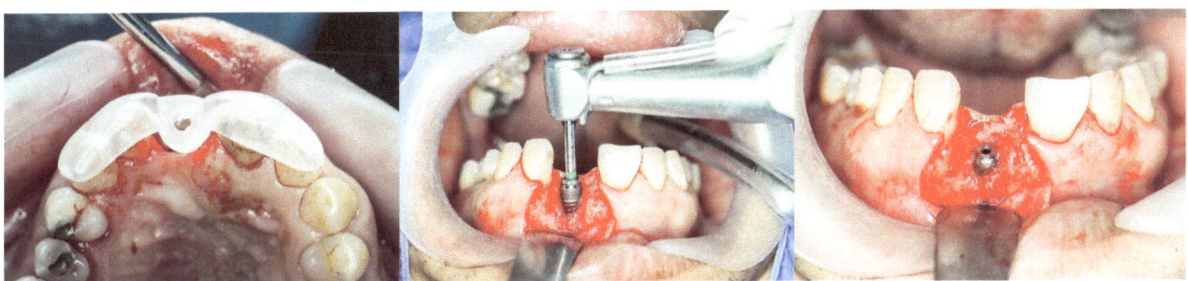

Esempio di immagine da evitare nel sito web

6) Contatti ben visibili: massima reperibilità

È bene ricordare che aprire un sito web significa visibilità ovunque e con massima reperibilità 24 ore su 24, 7 giorni su 7, 365 giorni all'anno, festivi inclusi.

Molto apprezzata dell'utente è la **disponibilità di contatti veloci** per mettersi in comunicazione con il proprio dentista con pochi click (numero di telefono, indirizzi della sede, mail, moduli di contatto…).

Occorre tenere presente che questo comporterà la ricezione di una serie di richieste alle quali bisognerà esser pronti e preparati a rispondere!

7) Informazioni utili, interessanti e aggiornate

Altro vantaggio di un sito web è la sua possibilità di aggiornamento in tempo reale.

Offrire **contenuti sempre aggiornati** è una delle regole base per mantenere un servizio di qualità ai propri utenti.

Capita spesso di trovare orari di apertura sbagliati, offerte e promozioni scadute da mesi, sezioni "News" con aggiornamenti dell'anno precedente… Tutto questo denota poco dinamismo e scarsa cura della propria vetrina all'interno del web.

La continua presentazione di contenuti aggiornati, oltre a far piacere ai motori di ricerca, **fidelizzerà l'utente nelle sue ricerche**, trovando nel vostro sito web un punto di riferimento per tutte le informazioni sulla cura dei suoi denti.

8) Linguaggio chiaro, a misura di paziente

Il settore odontoiatrico è un ambiente delicato per gli utenti e futuri pazienti.

Parlare una lingua a loro comprensibile può aiutare notevolmente a diminuire l'ansia di doversi recare in clinica, oltre a creare un rapporto di fiducia già per il semplice fatto di capire ciò di cui si sta parlando.

Parleremo successivamente della creazione dei contenuti affinché ogni testo del sito possa essere comprensibile ma allo stesso tempo professionale e autorevole.

La regola delle 3C applicata al proprio sito web

Decidere di investire nella costruzione di un sito web comporta un impegno che va ben oltre quello economico iniziale.

L'errore comune è di partire con un progetto in piena, entusiasti e galvanizzati dalla novità e dall'idea di poter "vendere" di più.

Come per ogni intervento di pianificazione strategica, nel nostro caso la costruzione o il restauro di un sito web aziendale capace di convertire, andare online rappresenta solo l'inizio del vero lavoro; quello che suggeriamo alle nostre aziende è di non dimenticare mai le famose 3C (v. capitolo 3) per raggiungere con successo gli obiettivi che ci si è prefissi:

1) **Costanza nel proseguire i lavori**. Una volta online il lavoro non finisce. I contenuti di un sito dovrebbero essere continuamente aggiornati, verificati nella correttezza, arricchiti con novità e informazioni interessanti per il proprio utente.

Costanza significa ricordarsi settimanalmente di verificare l'andamento delle visite, di controllare le interazioni con la piattaforma, le eventuali richieste d'informazioni o i commenti ai contenuti...

Costanza vuol dire impegno e, se continuo, porterà sicuramente a buoni risultati.

2) **Presentarsi sempre in maniera coerente**. Nel web un comportamento molto frequente è quello di voler mostrare quello che in realtà non si è.

Esagerare nella presentazione della propria clinica è infatti un errore assolutamente da non fare: ad esempio, in una gallery con le foto dello studio, è bene che queste siano fedeli a ciò che i pazienti troveranno realmente una volta entrati nella sala d'attesa!

Coerente significa inoltre cercare di seguire sempre delle linee guida per le proprie comunicazioni, senza fare grandi "sparate" o introdurre repentinamente elementi che potrebbero generare confusione agli utenti.

Non dimentichiamo, infine, che coerenza significa sempre professionalità.

3) **Fortuna**: c'è il rischio che funzioni! Se dall'analisi strategica iniziale siete riusciti a individuare l'utente target giusto, permettergli di raggiungervi tramite una vetrina online diventerà per lui un punto di riferimento importantissimo. Ogni volta che lui o i suoi conoscenti avranno bisogno di un dentista penseranno a voi e ai vostri servizi, grazie alla semplicità con cui è possibile avere le informazioni che cercano (orari della clinica, preventivi, descrizioni degli interventi, calendari…).
La fortuna di trovare il canale giusto per intercettare la propria clientela è sicuramente un gran vantaggio competitivo rispetto alla concorrenza. Una volta attirata l'attenzione, sarà necessario però continuare a coltivare l'interesse dimostrato nei nostri confronti: ricordiamoci, infatti, che perdere lead generati con costanza e coerenza non è sfortuna ma incompetenza.

La comunicazione nel sito: il linguaggio

Riuscire a comunicare in maniera efficace è uno dei primi obiettivi del marketing.

Comunicare bene significa presentarsi nella maniera migliore, raggiungere con certezza il proprio consumatore, trasmettergli i valori e i vantaggi che possono ottenere nel relazionarsi con noi.
Comunicare correttamente è la fase più difficile all'interno del digital marketing.
La varietà di canali di comunicazione, la numerosità degli utenti che navigano in rete, la convinzione che tra offline e online non ci sia poi molta differenza, rende le aziende miopi portandole a lanciarsi in maniera avventata addosso a un pubblico che non risponde.
Come anticipato precedentemente, il linguaggio è un elemento cardine per il successo del proprio sito internet e in genere di tutta la propria presenza nel web: parlare una lingua comprensibile all'utente è la prima regola da seguire!
Chi deve acquistare un servizio di igiene, un intervento più delicato, un'otturazione, è il paziente finale e per lui è fondamentale conoscere e capire il suo stato di salute e cosa comporta recarsi in clinica per sottoporsi al trattamento.

Utilizzare un linguaggio appropriato è dunque **strategico** e allo stesso tempo **valore aggiunto** per il paziente: strategico, perché parlare la stessa lingua del paziente mi permette di raggiungerlo prima e meglio della concorrenza; valore aggiunto, perché il paziente che mi capisce si sente più sereno e sicuro nell'affrontare l'intervento, valore che percepisce e apprezza scegliendomi tra altre offerte.

Mai banalizzare!

Nel campo odontoiatrico, e in altri altrettanto tecnici e scientifici, una delle principali "fasi di riflessione" durante il processo di "traduzione", è sempre dedicata alla paura di apparire banali e non professionali agli occhi dei propri colleghi e concorrenti.
Smettere di utilizzare un linguaggio tecnico e sforzarsi invece di cercare le parole più corrette per farsi capire dal proprio paziente è in effetti una scelta coraggiosa.
Ci piace chiamarlo lavoro di traduzione proprio perché di questo si deve trattare: come per una lingua straniera, una buona traduzione non va mai a stravolgere o banalizzare il messaggio, ma al contrario la scelta delle parole è puntuale ed efficace per comunicare meglio. L'utilizzo di un linguaggio tecnico e scientifico è adatto per uno scambio tra professionisti, tra tecnici del proprio settore. In questi contesti di comunicazione è d'obbligo utilizzare la terminologia più adeguata. Al contrario, il sito internet dello studio è creato normalmente per presentare servizi e trattamenti ai propri clienti e dunque utilizzare termini scientifici o troppo tecnici non farà che creare una barriera comunicativa.

Se il sito è stato costruito per raggiungere il cliente, è necessario che il linguaggio utilizzato al suo interno sia a portata di cliente!

Vediamo un buon esempio di "traduzione" da terminologia tecnica a linguaggio chiaro per il paziente nell'ambito dell'implantologia.
"**Impianto a carico immediato**": linguaggio del professionista
"**Impianto in 24 ore**": linguaggio compreso dall'utente

La **creazione dei testi del sito web** prevedrà tutta una serie di step propedeutici a entrare nell'ottica di questo cambiamento di prospettiva, oltre a preparare gli strumenti che serviranno poi in futuro nell'aggiornamento continuo dei contenuti.

Introduciamo dunque il concetto di parola chiave (o in ambito web "keyword"), e puntiamo a creare una piccola checklist utile a programmare la creazione dei contenuti per il sito web focalizzati al nostro paziente.

Il metodo di lavoro è personalizzabile e punta a essere raffinato nel tempo; quello che consigliamo è un punto di partenza per indirizzare i primi testi, non ancora ottimizzati per i motori di ricerca (tema approfondito nel capitolo dedicato alla SEO), ma sicuramente in un'ottica corretta di User Experience.

Le fasi di lavoro per la prima creazione di testi efficaci:

1) **Creare una scaletta** degli argomenti che si vogliono "tradurre" e **dare un titolo** a ciascuno.

2) **Lavoro di team**: creare un gruppo di lavoro misto, interpellando le diverse figure che collaborano all'interno dello studio, dai dottori alle assistenti, alla reception ecc.

Ognuno dei collaboratori utilizza un **registro linguistico differente nel rapporto con il cliente** e il mix delle esperienze può contribuire a identificare il giusto livello di approfondimento e tecnicismi nel presentare la clinica ai pazienti.

3) **Creare un paniere di keyword** tramite un brainstorming di gruppo. Un buon esercizio è raccogliere attorno al titolo una serie di parole che possano meglio identificarlo e descriverlo: queste parole dovranno essere sinonimi, aggettivi, valori aggiunti, peculiarità, punti di forza…

È importante notare che sarà necessario "pesare" il valore di questo paniere, capire cioè se ciascuna parola o la combinazione tra esse è realmente e sufficientemente ricercata nella rete dagli utenti dell'area geografica d'interesse.

Strumenti specifici, approfonditi nel capitolo 9, dedicato alla SEO, aiuteranno la valutazione e l'analisi di queste parole.

4) **Creazione di piccoli testi** attorno alle parole chiave recuperate dal lavoro di team puntando a **semplicità, correttezza e coerenza**.

Inserire ovviamente laddove necessario termini tecnici e scientifici, ma avendo la cura di spendere due parole per spiegarli in maniera più semplice. Puntare eventualmente all'**apporto di immagini** che possano aiutare la comprensione, e completare la descrizione del testo.

5) Non dimenticare mai **il valore aggiunto e il proprio obiettivo**: i testi devono riuscire a descrivere con precisione il valore che l'utente può ricevere nell'acquistare quanto noi gli stiamo descrivendo nel testo. Buoni testi portano a casa il cliente!

Glossary e vantaggi

Non solo i testi di descrizione dei servizi possono concorrere a una positiva User Experience all'interno del nostro sito.

Un altro strumento molto utile per spiegare in maniera completa le cure e le patologie trattate all'interno della propria clinica, potrebbe essere la **costruzione di un comodo glossario dedicato a raccogliere tutta la terminologia tecnica "intraducibile"** e qualificante nel presentare i trattamenti.

Una vera e propria area del sito dedicata esclusivamente a questo scopo, raccogliendo i termini e la loro spiegazione per approfondire alcune tematiche.

Occorre sottolineare che lo scopo di questa pagina non è isolato e fine a se stesso; all'interno delle altre pagine dedicate ai servizi, la descrizione del trattamento potrebbe prevedere l'utilizzo di queste parole più complesse, **collegando tramite dei link la parola citata alla sua descrizione** completa nella pagina del glossario.

La presenza di un glossary dunque è tutt'altro che banale; si tratta di una pagina in realtà **altamente strategica** sia dal punto di vista dei **link interni** e dell'utilizzo di parole chiave importanti (sulle quali torneremo a proposito della SEO), sia per la **completezza delle informazioni** che il nostro paziente può trovare e decidere se approfondire o meno.

Il glossario diventa dunque un elemento strategico da non sottovalutare!

Le immagini e i colori

Nel web le immagini riescono davvero a fare la differenza. Sebbene i contenuti testuali siano importanti (soprattutto per Google) per descrivere la vostra attività, i vostri servizi e i vostri prodotti, banalmente per l'utente finale un'immagine conterà sempre più di mille parole.
Le immagini sono un modo semplice per migliorare l'esperienza utente di ogni sito web.

> Il 90% di tutte le informazioni che percepiamo e che viene trasmesso al nostro cervello è visivo: le immagini possono aiutarci ad attirare l'attenzione e guidare il visitatore.

Accennando alcuni princìpi della psicologia del consumatore, delle buone fotografie sono in grado di condizionare i comportamenti e la percezione dell'utente che si presta a navigare nel nostro sito.
Il loro effetto può essere ad esempio utilizzato quando:

- si ha la necessità di **presentare informazioni importanti**: le immagini riescono ad attirare e concentrare l'attenzione su un particolare messaggio, perché a colpo d'occhio queste risulteranno differenti rispetto allo sfondo[5] di contorno, costituito per esempio da righe di testo e spazi vuoti;
- si vuole **trasmettere un grande "valore emozionale"**: grazie all'utilizzo dei colori, la scelta del soggetto e la dimensione dell'immagine, è possibile innescare tutta una serie di ricordi che aiuteranno l'utente a pensare a noi quando avrà bisogno di curare il mal di denti;
- si punti all'**immediatezza**. L'informazione visiva **è conveniente**: il cervello umano tende a ottimizzare la soglia dell'attenzione e la scansione di un'immagine richiede sicuramente meno energia rispetto al tempo e all'impegno di leggere un testo;
- si ha necessità di **superare le barriere linguistiche**: le immagini non hanno bisogno di essere tradotte, tutti gli utenti possono godere di un messaggio espresso tramite un'immagine, comunicando quindi con loro con più facilità.

Le immagini che piacciono

Per avere un portfolio di immagini di qualità, un servizio fotografico realizzato da un professionista, è senz'altro preferibile a uno fatto in maniera dilettantistica o amatoriale e non costa cifre improponibili per una piccola o media azienda.
Non ripiegare su immagini di librerie web a pagamento, e commissionare piuttosto la realizzazione anche solo di una decina di **immagini a tema "umano"**, può essere un buon espediente per ottenere l'attenzione degli utenti.

Mostrare persone e volti

Le immagini a tema "umano" sono un buon modo per ottenere l'attenzione degli utenti, in particolar modo attraverso l'utilizzo dei volti umani.
Le foto che raffigurano persone hanno più forza rispetto a foto di paesaggi, soprattutto quando si riesce a sfruttare il loro sguardo per catturare l'attenzione o guidare verso le parti più importanti della pagina web. Vari test di eye tracking confermano infatti che la direzione dello sguardo di una persona ritratta in una foto influenza la percezione dell'utente web, che viene istintivamente spinto a seguirla.[6]

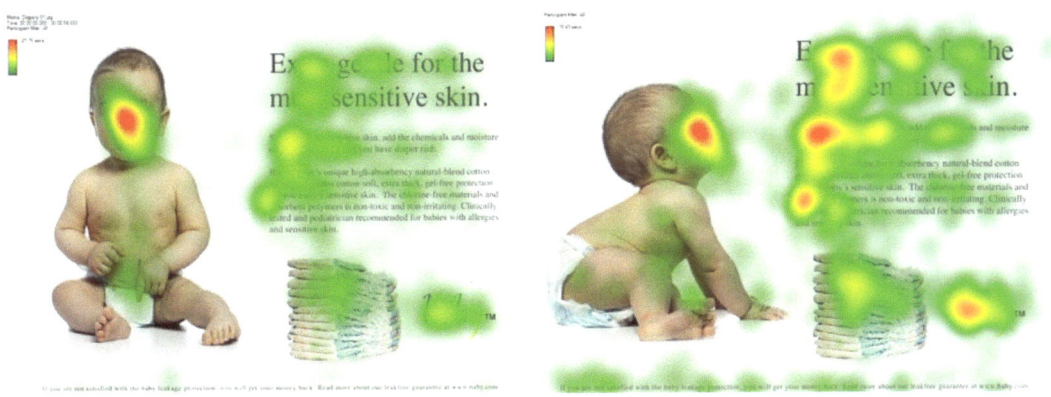

Fonte: James Breeze, eye tracking test

Immagini di vita reale

Riuscire a realizzare una raccolta di immagini dello studio e di chi ci lavora, da inserire poi all'interno del sito web, permette una presentazione forte e d'impatto ai propri pazienti.
Avere delle immagini che descrivono le "situazioni tipo" dove l'utente sarà coinvolto oppure gli ambienti che lo accoglieranno, permetterà di metterlo a suo agio e di fargli conoscere i volti dei dottori e assistenti che si prenderanno cura di lui.

Immagini che non spaventano

Molti siti web del settore odontoiatrico risultano poco delicati nel proporre immagini dimostrative delle patologie e cure troppo cruente. Agli utenti piacciono le immagini che non spaventano!
Per presentare questo tipo di argomenti è preferibile utilizzare delle elaborazioni grafiche piuttosto che immagini reali.

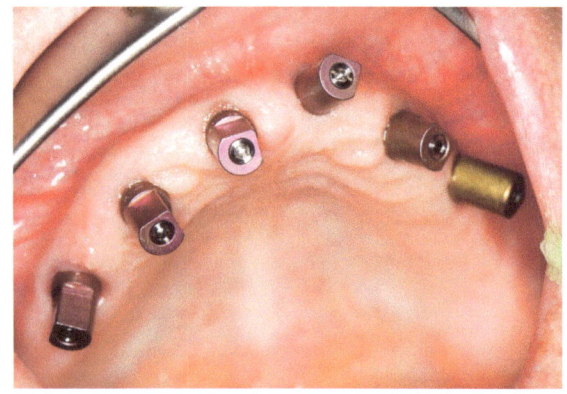
Esempio di immagine che potrebbe impressionare l'utente

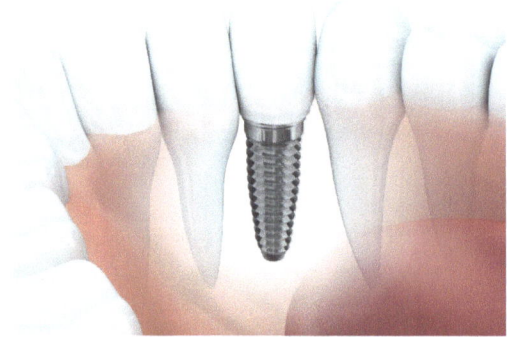
Esempio di immagine adatta a tutti i tipi di utenti

Le tecnologie esistenti e i modelli di siti web

Le possibilità per essere online con un sito internet sono numerose. Dal sito "pronto in pochi click" all'agenzia di comunicazione capace di realizzare siti altamente performanti e costruiti su misura, la scelta per l'inizio dei lavori andrà ovviamente valutata a tavolino. Tempistiche a disposizione, valutazione del budget, effettivo materiale e pagine da realizzare, livello di coinvolgimento che si desidera raggiungere con il proprio utente, la disponibilità di risorse interne "web addicted", spingeranno a valutare la soluzione più vicina e adatta alle proprie esigenze.

Tre possono essere nel complesso le possibilità di scelta per la messa online del proprio sito web: servizi a pagamento di piattaforme "ospitanti", i cosiddetti CSM presenti nella rete e molto gettonati al momento, le soluzioni custom proposte dalle agenzie di comunicazione.

Il tuo sito in pochi click

Molti gestori di servizi web propongono soluzioni molto veloci e all'apparenza anche economici. Servizi come quelli offerti da Wix, Pagine Gialle, Impresa Semplice e moltissime altre piattaforme permettono la realizzazione di un proprio sito web in pochissimi click.

I vantaggi e gli svantaggi di queste piattaforme?
Uno dei principali **vantaggi** è che il processo di realizzazione è davvero semplice: ci si iscrive alla piattaforma, si aderisce a un abbonamento, si attendono le transizioni di pagamento e conferme del caso, eventualmente si viene contattati da un operatore telefonico per i dettagli, fattura del pagamento e si è online.

Una veloce riflessione normalmente istintiva vi indirizzerà verso la scelta del vostro dominio, il www.clinicadentistica.it del caso, per proseguire infine con un percorso più o meno guidato per la compilazione di alcune aree e spazi che andranno a costituire i contenuti della parte di facciata del sito web.

Gli **svantaggi** di questa scelta sono perlopiù legati alla personalizzazione grafica e ai servizi della piattaforma in sé: alcuni di questi servizi purtroppo presentano soluzioni facili quanto banali. Non tutti infatti dispongono di una grande varietà di scelta per quanto riguarda i layout, i colori, i caratteri per i testi, e di conseguenza i siti aderenti alla piattaforma risultano tutti molto simili fra loro. Anche a livello di strumenti e applicazioni, come ad esempio moduli di contatto, mappe, pulsanti, gallerie di immagini, le proposte risultano abbastanza standard e quindi in caso di necessità e desideri particolari, la loro realizzazione diventa complicata o irrealizzabile.

Aprire il sito web del proprio studio con queste soluzioni permette sicuramente tempistiche molto brevi, una buona presenza online, e la presenza di tutte le informazioni di contatto e le informazioni più utili per il proprio utente.

Una discriminante di scelta tra queste proposte è l'effettivo possesso di un vero e proprio dominio di proprietà, e non come sottodominio della piattaforma stessa:

<u>dentibelli.it</u> *vs* denti <u>dentibelli.nomepiattaforma.it</u>

Piattaforme CMS

Il significato dell'acronimo CMS (Content Management System) raggruppa tutte quelle piattaforme e quei **sistemi di gestione dei contenuti** che permettono in maniera facile e veloce di inserire, modificare e cancellare i contenuti che compongono il sito web.

Questa soluzione risulta particolarmente vantaggiosa per siti che vogliono apparire meno statici e solamente una vetrina, ma uno spazio dedicato all'incontro diretto con il paziente, la disponibilità di materiali utili e aggiornati, il luogo per accogliere commenti e richieste d'informazioni, il tutto contraddistinto da un appeal grafico fresco e completo di numerosi strumenti interessanti per il paziente che naviga.

La loro forza sta nella possibilità di inserire e aggiornare contenuti senza particolari conoscenze informatiche e di programmazione, grazie a pannelli di controllo e gestione semplici e intuitivi. Oltre a questo vantaggio, anche la personalizzazione del sito è maggiore rispetto alla soluzione precedente, grazie a numeroso materiale presente nella rete.

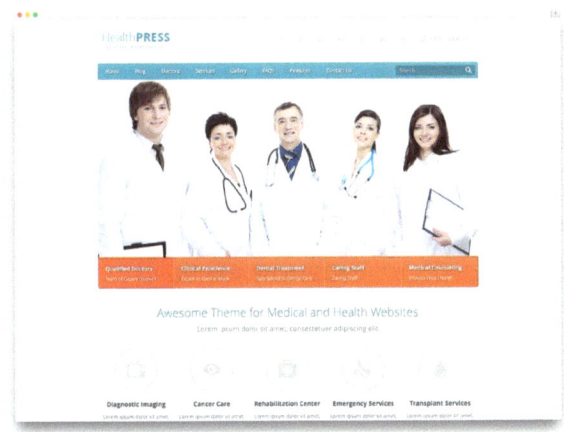
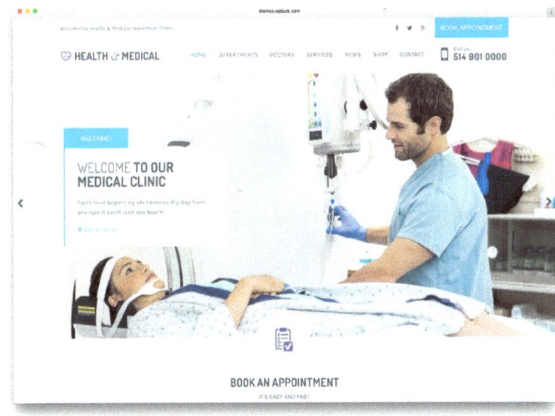
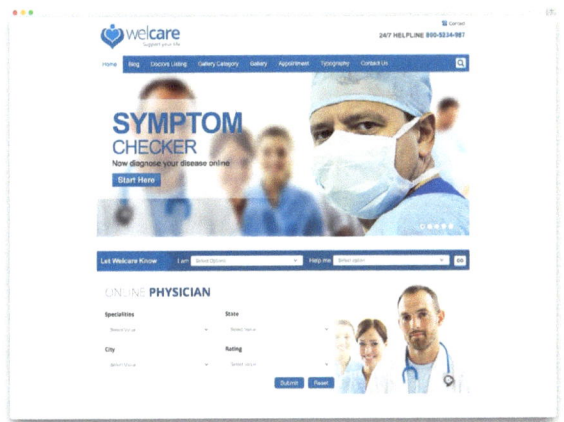
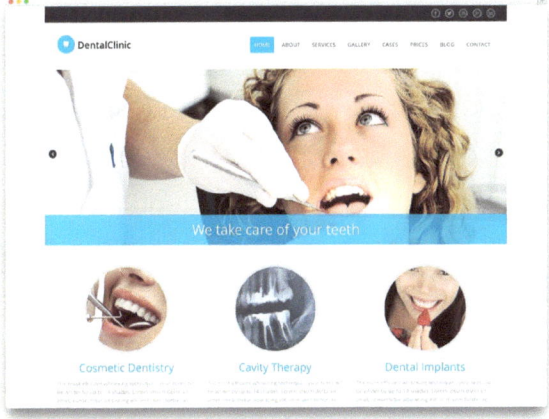

Fonte: http://www.sitipermedici.net/

Alcuni buoni esempi di questi software potrebbero essere, tra i più conosciuti, Joomla e WordPress, entrambi CMS che permettono una facile gestione dei contenuti, un servizio database per la gestione di tutti i dati, e numerosissimi template grafici altamente performanti e aggiornati secondo i web trend e dai prezzi molto accessibili (oltre, questa volta, a quelli di acquisto di uno spazio web).

Anche con questa soluzione il proprio sito potrebbe assomigliare a quello di qualche altra azienda, trattandosi di layout acquistabili, ma, nel caso ad esempio del prodotto WordPress, la proposta degli sviluppatori è talmente ricca che le possibilità sono davvero minime.

Il metodo dei CMS è comunque vincente: all'interno della clinica una delle figure potrebbe con facilità imparare a gestire e aggiornare in autonomia le informazioni andando quindi a diminuire tempistiche e costi necessari per esempio nel coinvolgimento di un addetto web esterno.

Sito su misura!

La terza soluzione è trovare un buon fornitore. Un'agenzia che con il giusto preventivo possa soddisfare tutte le esigenze sia grafiche che strutturali desiderate, consigliando le giuste alternative per avere un sito performante e ben posizionato.

Essendo un prodotto costruito su misura in questo caso tempi e costi andranno ad aumentare di molto rispetto alle precedenti soluzioni, ma il risultato sarà ovviamente di qualità maggiore e seguito passo dopo passo da professionisti.

Anche per questi prodotti le agenzie si impegnano negli ultimi anni a fornire un servizio di CMS di proprietà per la gestione futura dei contenuti da parte del cliente, in maniera che una volta terminata la costruzione a livello di struttura, l'aggiornamento dei contenuti possa avvenire in autonomia.

8 Portare il cliente dal sito allo studio

Una volta compreso che un buon sito dovrebbe fungere da vetrina dello studio in maniera coerente rispetto alla realtà dei servizi offerti, e arricchito di contenuti come foto e informazioni utili per l'utente web, il vero obiettivo della piattaforma dovrebbe andare oltre a quello informativo.
Il sito rappresenta infatti un'azienda e, in quanto tale, lo scopo finale dovrebbe essere quello di attirare gli utenti web per trasformarli successivamente in veri e propri clienti da accogliere in studio.
Il sito dunque non deve essere solo bello e completo ma deve riuscire a essere efficace rispetto a un obiettivo di marketing preciso: creare occasioni di business per generare conversioni.
Andiamo subito a vedere di cosa si tratta.
L'obiettivo principale del Web Marketing è la "conversione", un'azione che desideriamo che l'utente compia una volta giunto all'interno del sito.
La conversione può essere una richiesta di informazioni, l'iscrizione a un servizio o un acquisto; l'elemento essenziale è che la conversione lasci una traccia di dati misurabili.

> È dunque fondamentale che un sito web disponga di tutta una serie di strumenti utili ad "acchiappare" l'interesse dell'utente, prima per coinvolgerlo e poi per accompagnarlo all'azione desiderata: contattare lo studio!

Il web marketing fa ampiamente leva sulle possibilità offerte dalle cosiddette strategie di lead generation: attività messe in atto esclusivamente per la raccolta di contatti.

Tutta una serie di elementi e strumenti può aiutare in questa attività di raccolta, creando **situazioni e vie di accesso semplici affinché l'utente sia invogliato e facilitato a contattarci**.

Capire quali sono questi strumenti, quando e dove utilizzarli, ma soprattutto come, permetterà di fornire preziose occasioni di vendita alla parte poi commerciale e di chiusura del rapporto con il cliente: la prima visita in clinica.

Le tecniche sono numerose e differenziate; di seguito approfondiremo quattro tipologie che all'interno di un sito web possono davvero fare la differenza.

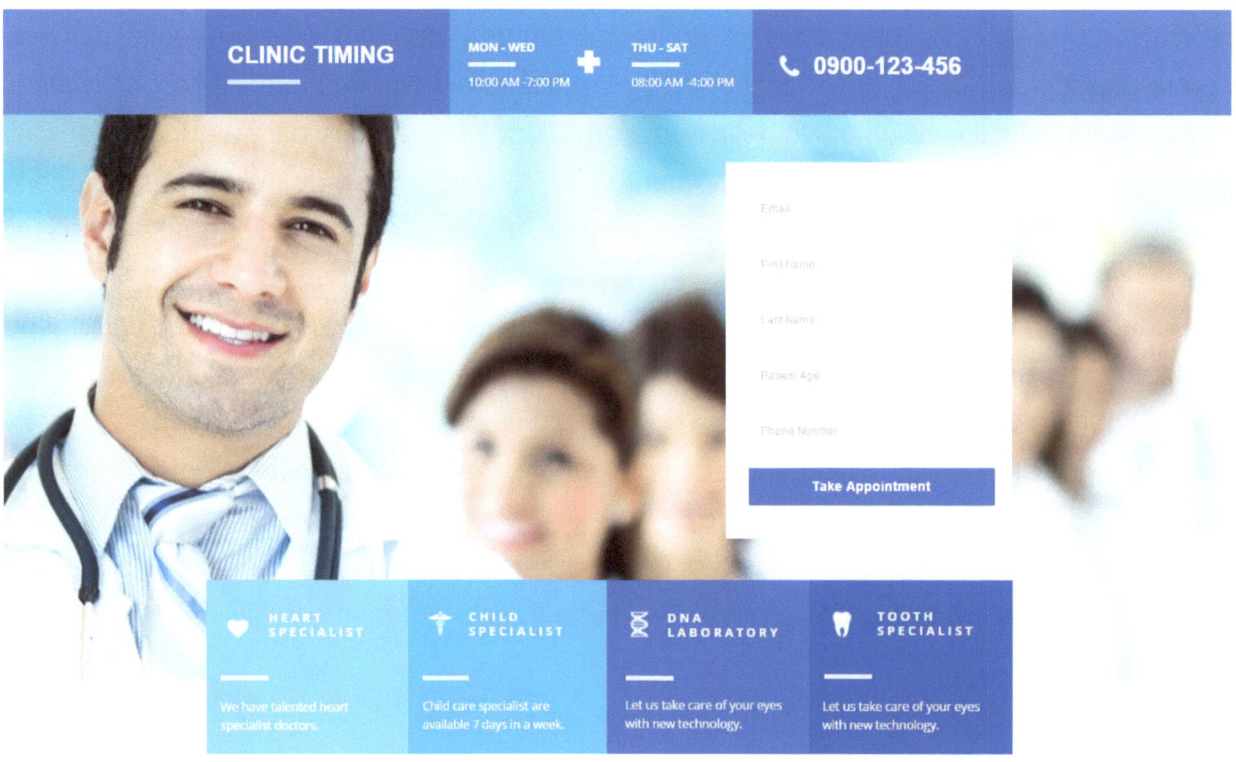

Fonte: http://unbouncepages.com/

La pagina contatti

Non è raro purtroppo trovare siti web i cui riferimenti per contattare l'azienda risultano quasi nascosti. Al contrario, la pagina dei contatti potrebbe rivelarsi l'unica davvero indispensabile all'interno di un sito perché utile in fase di lead generation e anche di conversione (contattare la clinica).

All'interno del sito web deve essere **facilmente identificabile**, posizionata all'interno del menù di navigazione in maniera chiara e intuibile, **subito** visibile e dunque mai inserita come sottopagina; deve essere inoltre raggiungibile con un semplice click ed eventuali link sparsi nel sito.

Deve essere **studiata specificatamente per Mobile**: l'utente deve poter utilizzarla in movimento direttamente da smartphone.

È importante dunque che elementi come **mappe e recapiti telefonici** possano essere **attivati con un semplice "tap"**, facilitando il contatto diretto da parte del paziente: la mappa deve poter attivarsi e fungere da navigatore, i contatti telefonici devono riuscire a far partire in automatico una telefonata.

Nella pagina "Contatti" non possono mancare:

1) **Orari della clinica**: per ogni giorno della settimana indicare gli orari di chiusura e apertura. Potrebbe essere utile mettere in evidenza gli orari continuati e speciali per non farli percepire come "esclusivi".

2) **Dati di contatto**: all'interno dello studio potrebbero esserci più servizi dedicati al paziente, dalla gestione e richiesta appuntamenti alle possibilità di finanziamento per i pagamenti, fino all'assistenza medica post intervento...

È importante che **ciascun contatto** riferito a un servizio specifico venga **indicato singolarmente e in maniera chiara**, con una descrizione del servizio in questione, in maniera che **il paziente abbia accesso facilitato a ciò che cerca**.

> Strategica è l'attivazione di questi contatti da Mobile, facendo partire la telefonata toccando direttamente il numero di telefono nello schermo.

3) **Le sedi**: se la clinica dispone di più studi situati in aree differenti, è necessario segnalare la presenza di ciascuno in maniera completa, indicandone orari, giornate di apertura, contatti diretti, l'indirizzo ed eventualmente una mappa.

4) **La mappa**: la geolocalizzazione, grazie ai servizi di Google, rappresenta per lo studio un vero valore aggiunto. Come i riferimenti di contatto, anche la mappa **deve poter essere attivata con facilità da Mobile e collegata al servizio Maps di Google** per trasformarsi automaticamente in un servizio di navigatore satellitare.

5) **Il modulo di contatti**: questo strumento **non va mai sostituito agli indirizzi dei contatti** visti precedentemente.

Dover compilare un form per poter essere ascoltati, piuttosto che aver accesso a un contatto diretto, a livello percettivo per l'utente cambia molto.

Il modulo di contatto può dunque rivelarsi **strategico per una fase di lead generation**. Potrebbe essere pensato **per fornire servizi differenti**, dalla prenotazione di "prime visite gratuite", alla richiesta di informazioni e approfondimenti degli utenti, a un servizio di newsletter dedicato alle promozioni e ai consigli di igiene dentale.

Oltre all'obiettivo, molto studiato deve essere la scelta dei campi da far compilare all'utente. Ogni cella rappresenta un'informazione utile per noi, quanto un impegno per l'utente nel scrivercela/concederla. I **campi del form** devono quindi essere **pochi e ben pensati**, proprio perché l'utente potrebbe stancarsi o peggio sentirsi minacciato nel dover inserire troppe informazioni.

I campi del form devono infine essere strategici, non dimenticando mai di far inserire:
- **nome e cognome**, per riconoscere l'utente all'arrivo in clinica;
- **i suoi contatti**, per poterlo ricontattare e raggiungere in caso di emergenza;
- in caso di prenotazione, la **scelta della data e sede** in cui desidera recarsi per la visita;
- uno spazio dedicato alle sue **altre eventuali richieste**.

Altri campi interessanti potrebbero riguardare le tipologie di servizi a cui è interessato, i suoi dati anagrafici o il fatto che sia già o meno un paziente della clinica, per poter affinare eventualmente dal punto di vista commerciale i successivi contatti nei suoi confronti.

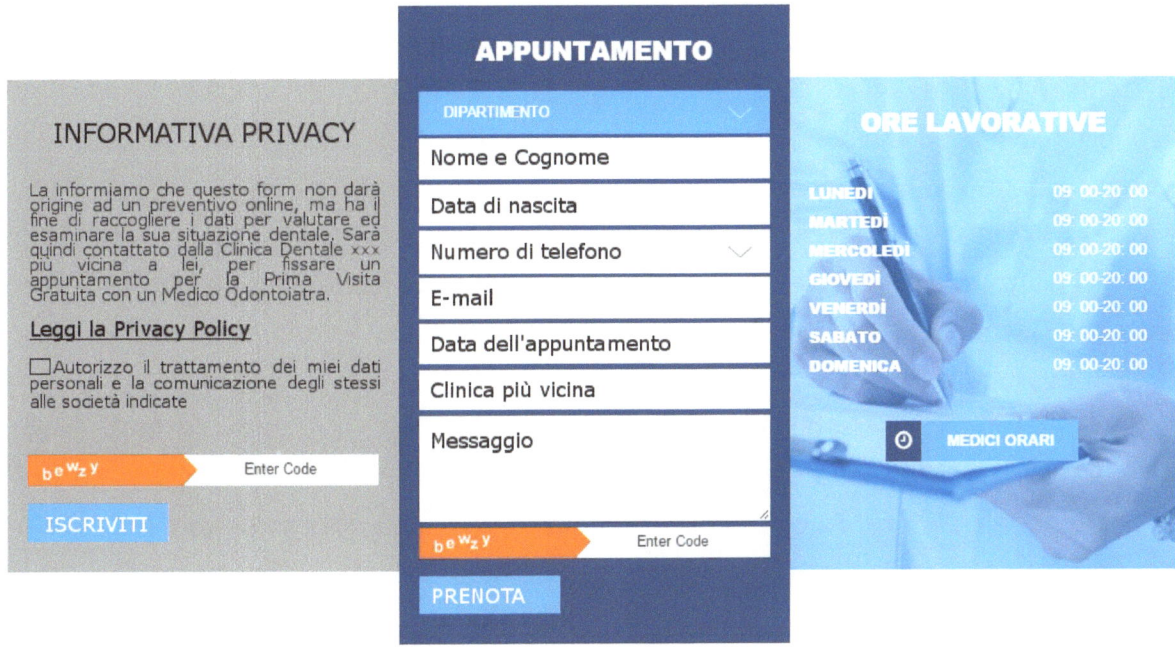

Esempio di Contact form completo di orari e accettazione della Privacy Policy

La call to action

La chiamata all'azione è forse una delle componenti più forti e importanti in una fase di lead generation.

Un esempio facile da capire potrebbe essere **un bel pulsante colorato** al centro di una pagina bianca: **impossibile non vederlo, impossibile non esserne attratti**.

Questo bottone per l'utente rappresenterà una proposta molto invitante, ne percepirà il valore aggiunto conseguente alla sua azione.

È importante però che la pagina web sia costruita nella maniera corretta per dare il giusto risalto a questo pulsante rosso.

Alcune linee guida per posizionare nella maniera corretta la nostra CTA:
- all'interno della pagina **deve essere univoca**: una sola e chiara;
- deve essere **a portata di click** riducendo i passaggi per l'utente che deve raggiungere il bottone;
- il **testo del bottone e dell'invito all'azione** deve essere **invitante**, indurre all'azione;
- il **valore aggiunto** nel compiere l'azione deve essere **chiaro**, eventualmente descritto in un testo di accompagnamento.

Una buona call to action potrebbe essere presente in home page tramite un form di contatto dedicato alle prime visite, nella pagina contatti dedicata alle prenotazioni, all'interno dell'area "News" per accedere a un servizio di mailing list, una pagina riservata esclusivamente a un'offerta speciale dove per poterne ottenere i vantaggi è necessario "pigiare" il bottone.

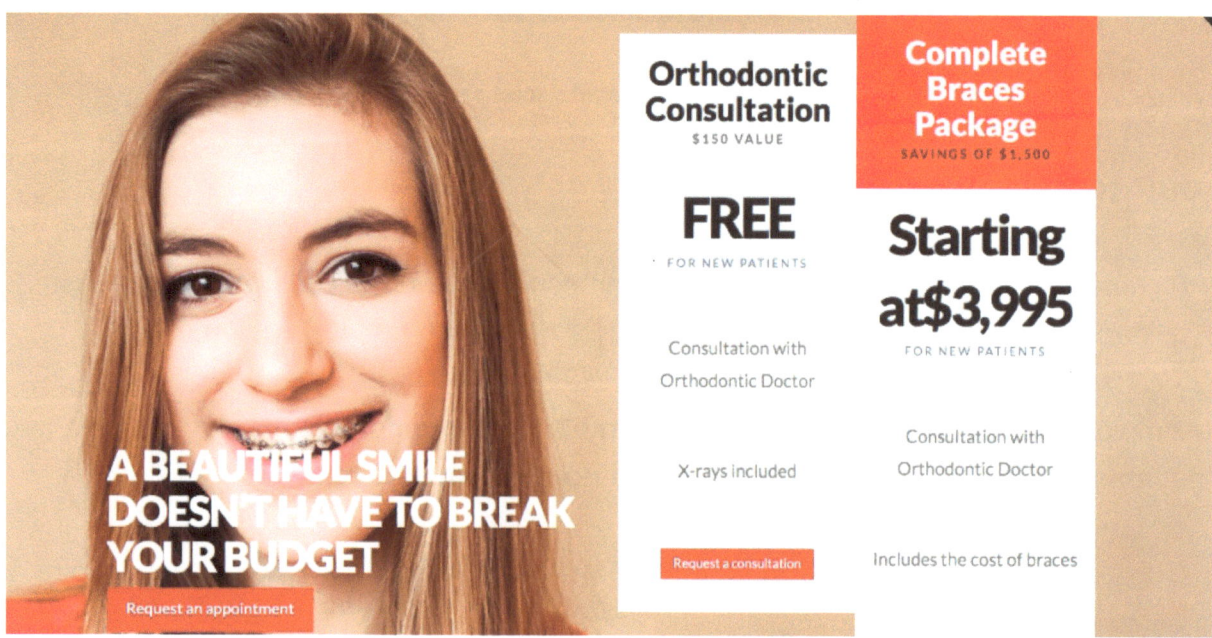

Fonte: http://unicommmedia.com/

Cosa succede quando l'utente clicca il bottone?

Il vero motivo per cui deve esistere una CTA è la proposta di valore all'utente che decide di seguire il consiglio e fare click.

Un buon lavoro di copy dovrà quindi puntare a:
1) attirare l'attenzione e la curiosità dell'utente;
2) anticipare quello che accadrà una volta cliccato sul bottone.
Queste attività sembrano banali ma molto spesso un'etichetta sbagliata è il motivo per cui una pagina non funziona, una call to action non converte.

> **PRENOTA UNA VISITA ADESSO**

Alcuni consigli:
- inizia la frase con un verbo
- usa gli avverbi temporali
- usa i numeri
- rivolgiti direttamente all'utente
- usa al massimo 150 caratteri (breve, chiara, diretta e facile da ricordare)

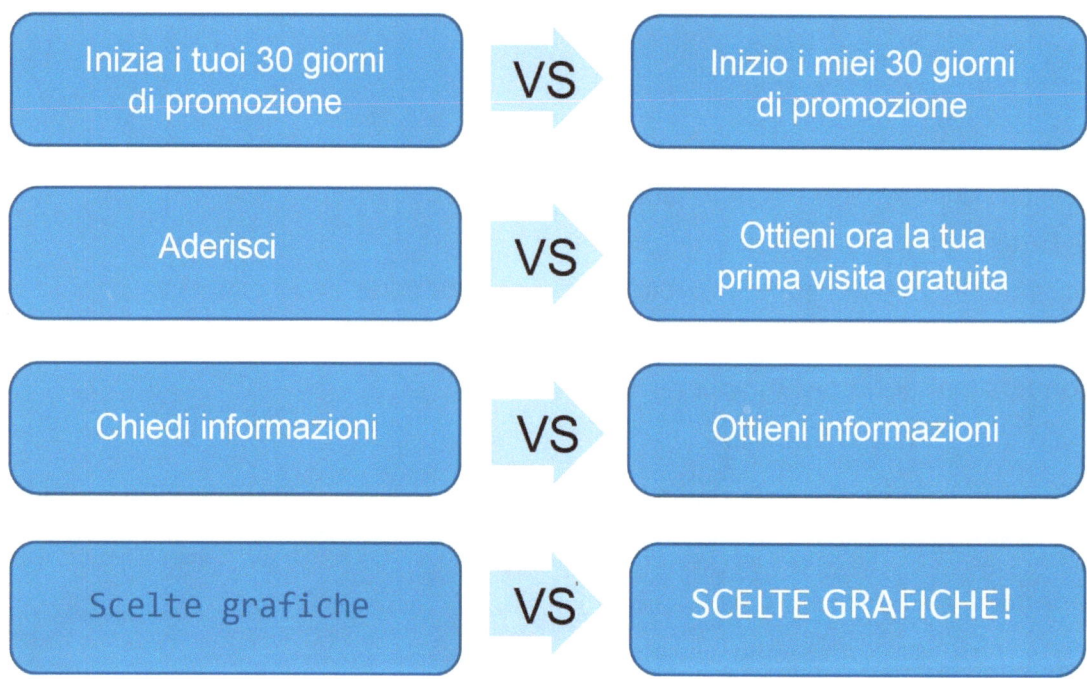

La chat online

La chat online è un ottimo modo per parlare con il visitatore del proprio sito e portarlo a contattarci.

Questi servizi oggi si trovano facilmente all'interno della rete, alcuni di loro anche gratuitamente. Il servizio per essere efficace deve essere "acceso", ossia **attivo in real time**, assegnandone la gestione ad esempio alla persona addetta alla reception durante le ore di apertura dello studio. Un esempio di chat facilmente implementabile con quasi ogni tipologia di sito è Zopim, gratuita fino a un account di gestione e intuitiva nel suo utilizzo da parte dell'utente.

Dopo qualche dato di accesso, **da poter conservare e riutilizzare per un eventuale contatto successivo**, la chat si attiva immediatamente e si ha la possibilità di accedere a una comunicazione privata one-to-one.

Il calendario interattivo

Facili da utilizzare e altamente orientati alla conversione, i calendari interattivi per le prenotazioni online sono uno degli strumenti più utili ed efficaci per aggiudicarsi la prenotazione e quindi l'arrivo del paziente in clinica. Il calendario interattivo condiviso tra clinica e sito web permette infatti una gestione integrata delle prenotazioni, lavorando in parallelo on- e offline.
I tempi di gestione dell'appuntamento vanno praticamente ad azzerarsi: un utente direttamente dal sito web ha la possibilità di vedere le giornate disponibili negli spazi liberi in calendario e con la registrazione dei propri dati **prenota in pochi click la sua visita**.
Ancora più semplice, e tecnica molto utilizzata al momento nella rete, è l'accesso tramite i dati di registrazione nei social network, attraverso il quale i tempi si riducono ulteriormente.
L'utilizzo di questo sistema di prenotazione potrebbe creare qualche dubbio e timore sull'effettivo impegno e correttezza da parte dell'utente nel raggiungere poi la clinica. Dubbio più che legittimo.
Un flusso di comunicazione di controllo e follow up telefonico da parte della responsabile della gestione degli appuntamenti è d'obbligo, anche per approfondire il tipo di servizio richiesto e quindi le tempistiche e il dottore più adatto all'occasione. Oltre a questo step di controllo e conferma, un **servizio di mailing e/o messaggistica automatica** potrebbe ricordare l'appuntamento al paziente qualche giorno prima fornendo così un vero e proprio servizio di customer care.
Come per i servizi di chat online, anche per questo strumento la rete è ricca di siti che offrono questo tipo di software più o meno performanti.
Un buon esempio di servizio freemium, e quindi con un pacchetto base completamente gratuito, lo potete trovare con Reservio, già strutturato per appuntamenti in ambito medico.

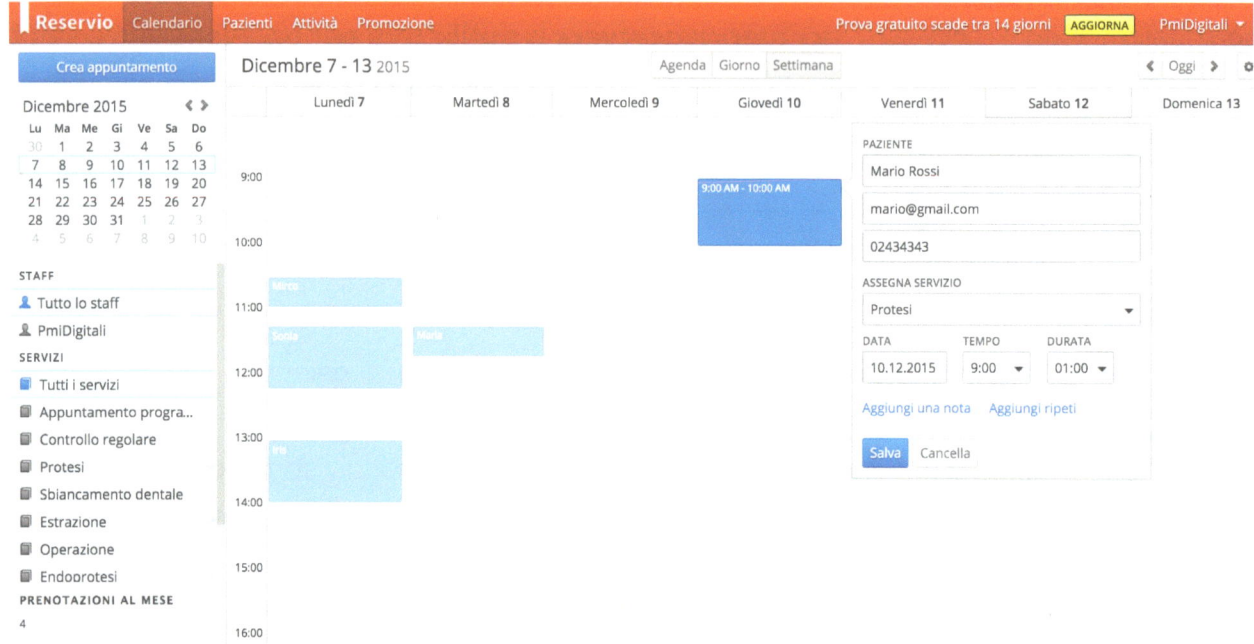

Fonte: http://www.reservio.com

Una variabile di scelta importante è la possibilità di poter sincronizzare il calendario online con il gestionale delle prenotazioni interno della clinica per avere sempre in tempo reale tutti gli aggiornamenti. Ricordiamoci infatti che il sito web non chiude mai e potrei ricevere delle prenotazioni anche in orari notturni o di chiusura. Avere sempre tutto aggiornato è dunque importante.

Altri elementi da considerare per valutare il prodotto sono proprio i servizi aggiuntivi al calendario stesso: ad esempio un archivio diretto delle mail di registrazione e dei dati inseriti, oppure un **servizio di "remember sms" automatico** per ricordare al paziente l'appuntamento prenotato. Se nel tempo questo sistema risultasse vincente a livello di fluidità di gestione e risparmio di tempo, non è detto che non si possa innescare una piccola strategia push promuovendone e spingendone l'utilizzo da parte degli utenti, magari **offrendo in cambio uno sconto speciale a chi si prenota tramite il web**…

9 Il posizionamento nei motori di ricerca

Quando l'utente fa una ricerca online utilizzando un motore di ricerca – in Italia più del 95% delle persone abbiamo visto che utilizza Google – può scegliere di cliccare su uno dei dieci risultati organici proposti o su quelli a pagamento.

Supponiamo che non sia interessato alla pubblicità e vada subito a guardare i risultati non a pagamento; è chiaro che cliccherà sul primo risultato e poi andrà a scendere per avere ulteriori informazioni.

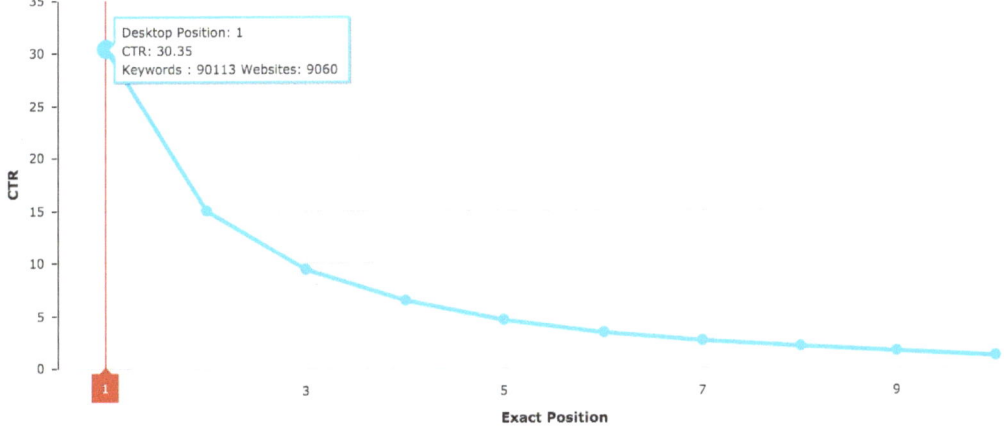

Fonte: http://www.advancedwebranking.com/ctrstudy /

Il grafico mostra come oltre il 30% dei click vadano al primo risultato per poi scendere progressivamente e drasticamente – tra il sesto e il decimo risultato.

È evidente che se si vuole avere visibilità e ottenere traffico sul sito web è necessario posizionarsi nella parte più alta della prima pagina dei risultati di ricerca ed è anche necessario tener presente che non è il sito nella sua interezza a posizionarsi, ma le pagine in esso contenute.

Facciamo un esempio. Il sito dello studio avrà alcune pagine istituzionali (Chi siamo, Servizi, Contatti ecc.) e altre che trattano diversi argomenti relativi alle chiavi individuate precedentemente.

Quando l'utente farà delle query branded o navigazionali, quindi con l'intento di raggiungere il sito istituzionale o la pagina con l'indirizzo dello studio, con ogni probabilità si posizionerà la home page o la pagina dei contatti.

Quando l'utente farà delle ricerche di tipo informazionale, invece, quindi con l'obiettivo di ottenere informazioni su di un particolar argomento, ad esempio il bruxismo, si cercherà di posizionare la pagina del sito che parla di quella specifica tematica.

Come fare?

SEO: Search Engine Optimization. Elementi base

Premesso che la Search Engine Optimization (SEO), ossia quell'insieme di attività volte a ottimizzare il sito internet affinché abbia i requisiti giusti per finire primo in SERP, non è una scienza esatta e non può garantire di riuscire nell'intento, vediamo quali sono gli elementi base che la riguardano.

Ci sono fattori on-site e off-site, ossia interni ed esterni al sito e possiamo suddividerli in tre macro aree:

Codice: il linguaggio del motore di ricerca, che deve essere snello e senza errori, un po' come per noi leggere un libro, se è pesante e con errori grammaticali e di sintassi perdiamo la voglia di leggerlo.

Contenuti: testo, immagini, video che comunichino informazioni utili e interessanti sull'argomento trattato da ogni pagina che costituisce il sito web.

Popolarità: i link che rimandano al sito web e che danno a Google la misura della nostra autorevolezza. Più link provenienti da siti autorevoli e attinenti al nostro settore di business arrivano al nostro sito e più il motore di ricerca ci considera player interessanti e quindi meritevoli di essere mostrati a chi ricerca argomenti che ci competono.

Quali sono gli elementi base dell'ottimizzazione?

Tag Title: è il primo elemento che Google e l'utente vedono in SERP; a Google interessa per comprendere l'argomento trattato nella pagina, l'utente deve venir accattivato dal Title e indotto a cliccarci sopra. È importante inserire nel Title le chiavi definite a monte ed essere stringati e incisivi, perché oltre un certo numero di pixel, che corrispondono a circa 50 caratteri, il testo viene tagliato automaticamente.

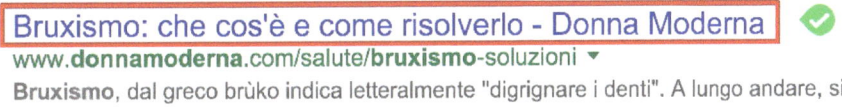

Fonte: Google, ricerca su "Bruxismo"

Description: è una specifica del Title ed è utile principalmente all'utente per comprendere bene che cosa troverà nella pagina una volta cliccato sul risultato. Anche qui è opportuno inserire le chiavi che, tra l'altro, se precisamente corrispondenti alla ricerca, vengono evidenziate in grassetto.

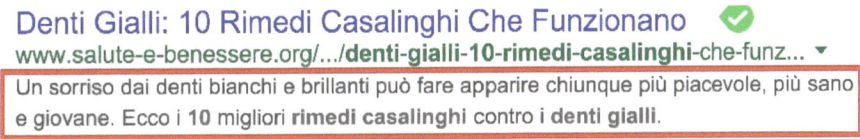

Fonte: Google ricerca "rimedi per denti gialli"

Tag Hx – Headings: sono elementi che servono a gerarchizzare le informazioni presenti nel testo della pagina e hanno un ordine di grandezza che va da 1 a 6; in sostanza sono titolo e sottotitoli come siamo abituati a vederli negli articoli di giornale.

H1 è generalmente il titolo della pagina, diverso dal Tag Title, il quale compare solo in SERP; deve essercene uno soltanto, ha dimensioni grandi, ed è opportuno contenga le chiavi preventivamente definite.

H2 sono i sottotitoli che dividono il testo in sezioni, hanno dimensioni inferiori e possono essere più d'uno.

H3 in genere vengono utilizzati per titolare i paragrafi in testi lunghi almeno 500-600 battute.

Attenzione!

All'occhio umano gli headings appaiono come font con dimensioni maggiori rispetto al testo dei paragrafi, ma i motori di ricerca leggono codice, non vedono ciò che vediamo noi. Evitiamo, quindi, di cambiare le caratteristiche del lettering e utilizziamo i tag Hx.

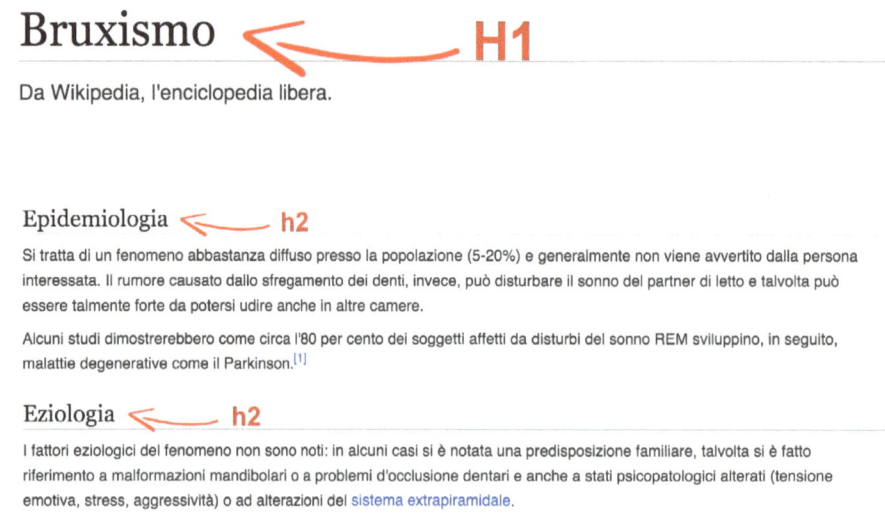

Fonte: Wikipedia su parola Bruxismo

Tag Alt: il motore di ricerca non può vedere ciò che vede l'occhio umano, è quindi necessario attribuire alle immagini un testo alternativo (da cui ALT) che gli spieghi che cosa queste rappresentano.

Inseriamo anche qui le chiavi coerenti con il contesto della pagina, questo sarà utile per dare a Google una visione completa dell'argomento e rafforzare la rilevanza della pagina stessa.

Le immagini ottimizzate, inoltre, hanno la possibilità di posizionarsi in Google Immagini, via che può essere strategicamente utile per presidiare chiavi troppo competitive e per le quali è difficile emergere in SERP.

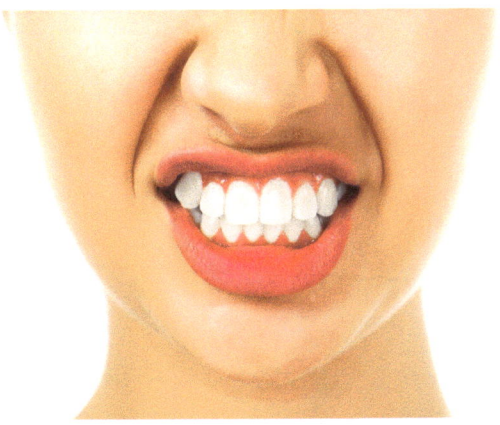

Il tag Alt permette a Google di leggere le immagini che l'utente invece vede

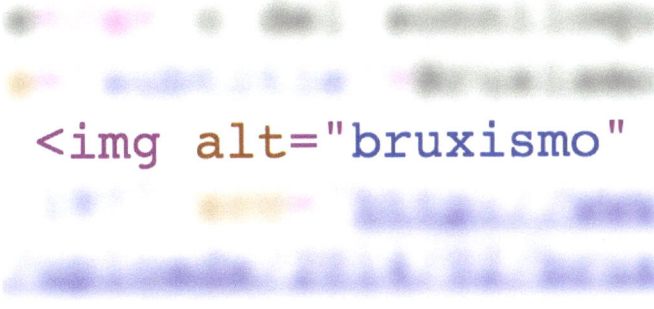

Fonte: Codice sorgente immagine sul bruxismo

Anchor Text: si tratta del testo cliccabile che indica l'oggetto principale della pagina di destinazione e anticipa all'utente il contenuto della pagina linkata.

È importante inserire le chiavi in questo testo perché diamo chiarezza a chi legge, creiamo corrispondenza tra le chiavi inserite nel testo di ancoraggio e il contenuto della landing page e perché i motori di ricerca navigano la rete attraverso i link e dagli anchor text traggono informazioni.

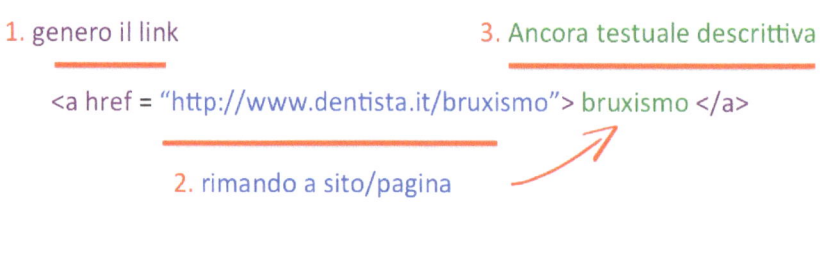

Fonte: Elaborazione propria

Rich Snippet: vi sarà capitato di certo di vedere in SERP risultati arricchiti di grafica; noto è il caso delle ricette, delle recensioni con le stelline (non quelle date agli utenti sulla pagina Local collegata a Google+), degli eventi…

Fonte: Google, ricerca su "quello che i denti raccontano di te"

Fonte: Google, ricerca su "feste fiere e mercati"

Schema.org è uno standard adottato da tutti i motori di ricerca, che ha lo scopo di comunicare loro il significato semantico degli elementi contenuti nelle pagine dei siti web.

Abbiamo detto che è già in atto la rivoluzione semantica del web in cui Google cerca di comprendere il significato dei contenuti, non di leggere parole, ebbene questo standard ha proprio lo scopo di identificare le entità, per l'appunto una ricetta, un evento, un brano musicale ecc.

Esistono *properties* specifiche per i dentisti a cui corrispondono "codici html" che se implementati vengono positivamente accolti dal motore di ricerca.

Tutti i tag e gli elementi sopra descritti sono elementi che andranno integrati nel sito web con l'aiuto del vostro webmaster, il quale potrà insegnarvi a inserirli o farlo lui per voi.

Un'ulteriore accortezza che indirettamente fa bene alla SEO è l'utilizzo di ancore visive nel testo delle pagine, ossia l'uso del **grassetto** e del *corsivo*, in particolare, che rendono più facile la lettura e danno un segnale di importanza alle parole contrassegnate con quella formattazione.

Ora che abbiamo una base di conoscenza dei fattori SEO fondamentali, concentriamoci sui contenuti che andremo a sviluppare.

Prendiamo il file Excel preparato in precedenza e creiamo un piano editoriale che nel tempo copra tutti gli argomenti.

Sarà difficile posizionarsi in SERP per i Topic Trends, ossia per le chiavi molto competitive già presidiate da altri siti che hanno iniziato il lavoro prima di noi, ma se saremo bravi sulle chiavi di nicchia e sugli Psico Topics, probabilmente Google nel tempo ci premierà come fonti di informazione autorevole.

Sarà molto importante creare un blog dove scrivere frequentemente; avere contenuti nuovi e freschi da pubblicare con cadenza prefissata e con costanza, ci garantirà un buon incremento di traffico al sito con conseguente brand awareness, che potrà indirettamente portare nuovi clienti.

Il blog è il posto ideale per sviluppare gli Psico Topics perché, essendo slegato dalle pagine istituzionali, può spaziare su argomenti molto diversi al fine di fare informazione, di sfatare luoghi comuni e di trattare anche tematiche non strettamente legate al core business.

Pensiamo, ad esempio, a un dentista particolarmente competente sui problemi posturali legati alla masticazione; egli potrà porsi come professionista autorevole in materia scrivendo di queste tematiche e creandosi una platea di lettori/auditori interessati che veicoleranno il suo nome nella rete.

Il segreto per affrontare tematiche calde e di interesse per gli utenti è quello di tenersi costantemente informato sui loro dubbi, sulle domande che fanno, sulle ricerche che svolgono online.

Un buon metodo per avere queste informazioni è quello di tenere traccia di quanto chiedono in studio i clienti, di eventuali domande poste via mail o al telefono.

Ogni richiesta, ogni spunto preso andrà archiviato in un file strettamente collegato a quello delle chiavi di ricerca allo scopo di avere una base costantemente aggiornata sugli articoli da scrivere.

Un ulteriore sistema per ottenere idee di scrittura è quello di monitorare periodicamente Search Console e gli Analytics del sito, strumenti che Google mette a disposizione gratuitamente e dai quali è possibile controllare a fronte di quali query di ricerca gli utenti trovano e atterrano sul nostro sito.

Anche per questo potrete farvi aiutare dai vostri webmaster.

Fonti:
Guida introduttiva all'ottimizzazione per i motori di ricerca SEO
Webmaster Central Blog
Guida di Blogger

10 Social Media Marketing

Introduzione al Social Media Marketing

Qualche numero aggiornato

Permetti ai clienti di farti trovare sui social media.
Il 33% dei consumatori preferisce contattare le aziende attraverso i social media piuttosto che con il telefono. [Fonte: Gartner]

Ignorare le domande dei clienti sui social media non conviene.
Fallire nella risposta ai clienti sui social media può causare il 15% della perdita dei clienti acquisiti. [Fonte: Gartner]

Hai deciso di rispondere ai clienti? Fallo in fretta!
La maggior parte degli utenti di Twitter che contattano un'azienda, si aspetta una risposta nel giro di due ore. [Fonte: Harvard Business Review]

Tutti ne parlano, ma quali sono queste piattaforme e che numeri di utenti iscritti effettivamente vantano?

Dati di **settembre 2015** propongono una classifica che vede incontrastato da anni **Facebook** come la piattaforma più popolata raggiungendo i **28 milioni di utenti iscritti**; come app di messaggistica istantanea si posizionano poi **WhatsApp** con **17,2** e **Facebook Messenger** con **5**. **Twitter** si posiziona con **4,7 milioni**, appena sopra la piattaforma dedicata alle immagini **Instagram**, che vanta **4 milioni di iscritti**.

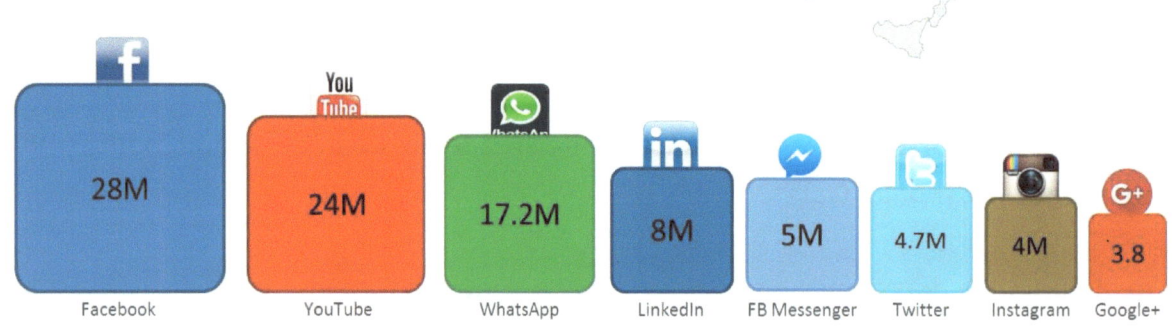

Fonte: http://www.socialmediamktg.it/

È ovvio che la maggior parte degli utenti possiede account su più social, e facendo una somma si possono contare in totale **58,9 milioni di account social in Italia**, ma questa riflessione ci permette di addentrarci in un nuovo argomento molto ampio quanto complesso.

Prepotentemente negli ultimi anni si è fatta spazio all'interno di piani marketing e strategie di comunicazione web tutta la famiglia di social network, piattaforme che basano la loro forza sulla **numerosità degli utenti** che li frequentano e l'**alto tasso di viralità dei contenuti** al loro interno.

Rendersi conto dell'ampiezza di queste macchine di comunicazione e dei nuovi rapporti e comportamenti sociali al loro interno è il primo passo per orientare con efficacia un piano marketing web integrato.

IL CASO ITALIA

Gli italiani sono innamorati di Facebook, mentre altri social network come Pinterest, molto forti all'estero, detengono quote marginali di traffico social. L'azienda di Menlo Park ha tre quarti della torta social (il 76,06%), contro una media internazionale del 65,81%. Di contro Pinterest, che nel mondo ha una quota dell'11,07%, in Italia si ferma al 3,35%. Buoni i numeri di Tumblr, molto in voga nei confini nazionali, dove detiene il 12,86% del traffico social, superiore al 9,37% della media globale.
[Fonte: Analisi di Ago Press sulla base di dati Statcounter]

Social network e tecnologia mobile

Altro dato da tenere in considerazione nell'ambito social è il forte influsso dato dalla tecnologia mobile nell'utilizzo di queste piattaforme.

L'utilizzo di dispositivi mobile è sempre più frequente per **accedere a piattaforme di relazione e conversazione online**: per gli italiani l'utilizzo dei propri smartphone è andato a sostituire numerose attività un tempo appannaggio esclusivo di schermi più grandi.

L'esempio più eclatante di questo trend è **la fruizione di contenuti video** che, sebbene sia sempre stato un passatempo da "desktop", paradossalmente oggi diventa sempre più praticata negli schermi molto più ridotti di smartphone e tablet. Altro chiaro esempio è costituito dalle piattaforme di messaging, anch'essi strumenti che, come rilevato dai dati precedenti, negli ultimi anni sono entrati a far parte in maniera massiccia dei social network più utilizzati da Mobile, andando a unirsi a tutte le altre piattaforme già forti come Facebook, Google Plus, Pinterest e altre che, già consolidate da desktop, si sono adattate ai trend con la proposta di proprie app più comode e più snelle.

LA TOTAL DIGITAL AUDIENCE IN ITALIA

	TOTAL DIGITAL AUDIENCE (2+ anni)	PC (2+ anni)	MOBILE* (18-74 anni)
UTENTI UNICI - GIORNO MEDIO(000)	20.914	10.044	17.381
% POPOLAZIONE - GIORNO MEDIO(%)	37,8%	18,2%	39,4%
TEMPO PER PERSONA - GIORNO MEDIO (HH MM)	01:55	01:03	01:42
UTENTI UNICI - MESE(000)	27.966	25.812	20.516
% POPOLAZIONE - MESE(%)	50,6%	46,7%	46,5%
TEMPO PER PERSONA MESE(HH MM)	44:33	12:42	44:45

*Mobile = smartphone e tablet al netto delle sovrapposizioni

Fonte: Audiweb Database, dati di Agosto 2015 - Audiweb powered by Nielsen.
Individui dai 2 anni in su: per TDA e PC. Individui 18-74 anni per il MOBILE

A cosa servono i social network e come può sfruttarli uno studio dentistico?

I social network sono strumenti molto strutturati. Chi li banalizza come luogo di svago non ne ha capito ancora il potenziale, che va molto oltre il semplice "comunicare qualcosa".
Grazie alla rete su cui si basano, i meccanismi di condivisione e l'alta viralità con cui si muovono le informazioni al loro interno, i social si presentano come **strumenti ambivalenti utilissimi in molte fasi nel rapporto tra il paziente e la clinica dentistica**: attraverso il Social Media

Marketing, gli studi dentistici possono rafforzare il proprio brand e stabilire relazioni durature con i clienti stabili.

Individuare nuovi contatti, condurre trattative, acquisire nuovi clienti, offrire supporto post-vendita e pianificare le vendite sono tutte attività realizzabili con la giusta conoscenza di questi strumenti.

Scendendo più nel dettaglio, uno studio dentistico che avrà la possibilità di utilizzare questi strumenti potrà:

- **Ascoltare** per lavorare meglio
- Aumentare rapidamente la **visibilità** dello studio dentistico
- Aumentare la **riconoscibilità** del proprio marchio
- Rafforzare l'**affidabilità** dello studio
- Ricercare facilmente un **target mirato**
- Mostrare agli utenti l'opinione positiva dei suoi pazienti nei confronti dei trattamenti attraverso le **recensioni**
- Creare un **rapporto diretto** con i potenziali clienti rispondendogli in **tempo reale**
- **Mostrare** la propria competenza e professionalità con la presentazione dei servizi disponibili
- **Monitorare** e creare **campagne promozionali** efficaci
- **Condividere** contenuti utili e dall'alto appeal e coinvolgimento

L'esperienza d'acquisto e l'influsso dei social network: Zero Moment of Truth

Prima dell'irrompere delle tecnologie web, l'esperienza d'acquisto si suddivideva principalmente in tre fasi:
1) lo **stimolo**
2) lo **scaffale** (*first moment of truth*) dove avveniva la scelta fra le diverse opzioni disponibili
3) l'esperienza finale con il prodotto (*second moment of truth*)

Grazie alla diffusione delle informazioni in rete si aggiunge a questi lo **zero moment**, fase in cui il processo d'acquisto inizia realmente e il potenziale cliente costruisce le sue convinzioni.

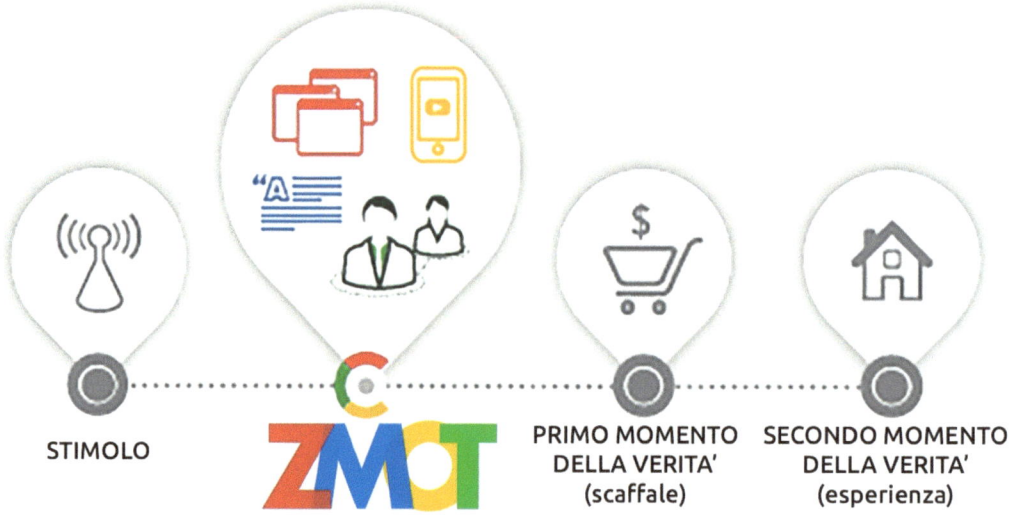

Fonte: https://www.thinkwithgoogle.com

Grazie alla diffusione dei siti web aziendali e al moltiplicarsi di piattaforme di condivisione, il web si è trasformato in un enorme bacino di dati che l'utente utilizza per il **recupero di informazioni e commenti di altri utenti** capaci di orientare i suoi consumi e i suoi comportamenti.

L'opinione della "persona comune" ha assunto un'importanza prioritaria rispetto a fonti più istituzionali, tanto che recensioni e raccomandazioni online di persone sconosciute riescono a interferire prepotentemente nella fase di scelta tra uno studio dentistico o un suo concorrente da visitare.

> I social network ricoprono un ruolo importante in questa fase di ricerca di informazioni e recensioni, grazie proprio all'altissimo numero di consumatori che frequentano queste piattaforme e alla facilità e la velocità con cui le informazioni viaggiano.

I nuovi social media rappresentano dunque uno strumento dall'alto potenziale a disposizione di tutte quelle piccole realtà professionali che intendono mettersi in gioco esplorando nuovi territori e sperimentando nuovi modi di comunicare con i clienti.

Un buon piano marketing web però, non può che partire innanzitutto dall'ascolto per capire quelli che sono i gusti e i bisogni insoddisfatti del proprio utente target, per poi orientare la clinica in maniera strategica e mirata all'obiettivo di vendita.

Ascoltare i propri clienti

Facebook, YouTube, Twitter e altri social network permettono di **presentare la propria clinica** e i propri servizi in un **modo nuovo e non formale**, apprezzato dai frequentatori di queste piattaforme.

> Saper coinvolgere attivamente gli utenti, permette di conquistare la loro fiducia ricevendo in cambio feedback e commenti preziosi per analizzare i loro gusti e i loro bisogni.

Ci addentriamo nell'ambito del Social CRM (Customer Relationship Management), che vede in una prima fase di analisi la priorità di monitorare il comportamento dei propri utenti e quelli dei propri concorrenti.

Recensioni, **gruppi**, **cerchie**, **commenti** e vari tipi di **feedback** permetteranno la raccolta di moltissimi dati altamente targetizzati e soprattutto reali.

Questo tipo di ascolto richiede tempo e cura, la creazione di un database degli argomenti chiave trattati e d'interesse per l'utente, l'analisi e la raccolta dei possibili commenti negativi recati alla concorrenza e, ovviamente, una seria riflessione su feedback e recensioni sul proprio studio e servizi.

Altro tipo di monitoraggio molto interessante è capire come l'utente si comporta all'interno dei profili di proprietà dell'azienda: quando li frequenta, che tipo di contenuti apprezza di più, quali reputa più interessanti da condividere con gli amici… Tutte queste valutazioni permetteranno di ottimizzare il rapporto con l'utente "sociale", lavorare meglio per coinvolgerlo di più.

Quasi tutte le piattaforme che dedicano un account speciale alle aziende mettono a disposizione alcuni strumenti, detti *insight*, che permettono di recuperare veri e propri dati statistici legati alla navigazione dell'utente.

Una complessiva attività di monitoraggio costante, consentirà dunque di trarre il massimo vantaggio dai dati disponibili sui clienti all'interno delle piattaforme, orientando e semplificando le attività degli addetti alle vendite agevolati nell'incremento dei profitti. È dalla raccolta di tutti questi dati che poi si andrà a valutare l'efficacia delle attività di comunicazione e gli investimenti di marketing anche promozionale qualora la situazione si dimostrasse interessante e con un pubblico coinvolto.

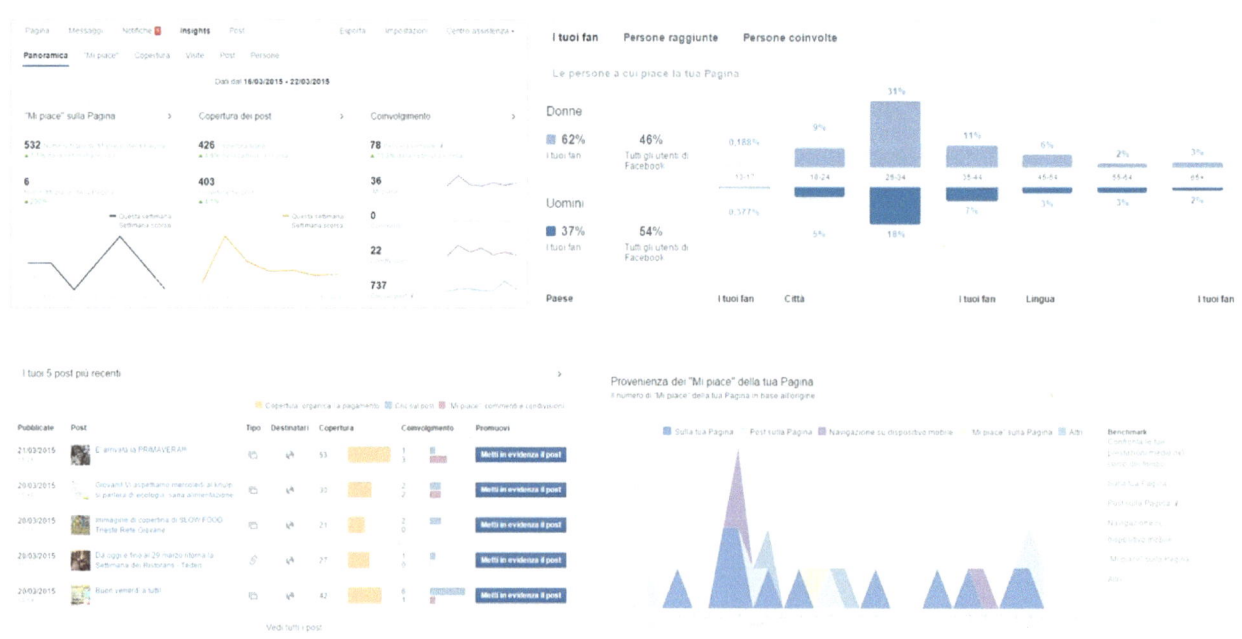

Fonte: https://www.facebook.com/

Mostrarsi e comunicare con i propri clienti

Grazie all'enorme massa di utenti presenti all'interno dei social network, uno studio che comincia a proporsi in maniera interessante non avrà difficoltà nel giro di pochi mesi a recuperare lead e clienti capaci di giungere fino in clinica da piattaforme come ad esempio Facebook.

Presidiare una piattaforma, inoltre, **aumenta in automatico le probabilità di essere trovati da nuovi clienti**. Contenuti di valore, confezionati su misura per questi canali, hanno la possibilità di sfruttare i meccanismi di alta viralità che contraddistinguono questi spazi.

La presenza dell'azienda che si rende "condivisibile" andrà inoltre ad **aumentare la propria riconoscibilità di marchio**. Uno stile comunicativo distintivo, costruito per esempio su colori, tone of voice, tipologie di format e offerte particolari dedicate esclusivamente agli utenti dei social svilupperà attorno al marchio una community affezionata e informata di tutto quello che riguarda la clinica, oltre a renderla subito riconoscibile anche tra proposte simili.

Infine, essere presenti in spazi dove ci si mette a nudo, alla mercé di eventuali commenti anche negativi, **rafforza l'affidabilità dello studio** dimostrando di non temere eventuali critiche e anzi al contrario saperle gestire davanti a milioni di persone con professionalità e cura nei confronti dei clienti più difficili.

Come comunicare?

La scelta di come proporsi a livello comunicativo, più si dimostrerà **personale e creativa** più riuscirà a colpire l'utente: il futuro cliente all'interno di queste piattaforme ricerca un'azienda capace di essere **molto presente**, di proporsi in maniera più **informale senza mai peccare in professionalità**, **mai invasiva** per non attaccare l'equilibrio sempre colloquiale e di svago.

Per ogni piattaforma si dovrà per prima cosa considerare la possibilità di **relazionarsi con il tipo di target adatto per la proposta di valore offerta**: ogni piattaforma predilige un target di frequentatori differenti.

Scelto il canale e di conseguenza stabilito il target a cui si desidera rivolgersi, si andrà a **strutturare la tipologia di messaggio più efficace**.

Per ogni piattaforma alcune regolette tecniche determineranno l'efficacia di ciascun contenuto lanciato, ma soprattutto permetteranno di non apparire come un pesce fuori dall'acqua capace solo di dar fastidio.

Contenuti differenti (video, immagini, testi, hashtag) potranno essere combinati insieme anziché proposti singolarmente per cavalcare i trend del momento e le relazioni più forti all'interno della rete. Un metodo inoltre diretto e repentino per raggiungere i propri clienti è la classica pubblicità: **altamente performante**, la pubblicità nei social network sfrutta le numerosissime informazioni legate a tutti i comportamenti, la condivisione e i commenti che gli utenti svolgono al proprio interno, rivendendo poi tutte queste informazioni alle aziende tramite un servizio di elevata qualità nella targetizzazione degli investimenti pubblicitari.

Social care

All'interno delle piattaforme social, oltre a monitorare il comportamento degli utenti per recuperarne dati utili alle strategie di comunicazione e promozione, ascoltare e analizzare la rete permette di strutturare un vero sistema di CRM (Customer Relationship Management) partendo dalle dinamiche di base di condivisione e riprova sociale tipiche di queste piattaforme: cominciamo così a parlare di Social CRM.

L'obiettivo principale di questo processo, infatti, non è più solo gestire il consumatore attraverso un'offerta di prodotti/servizi la più personalizzata possibile nel tempo puntando all'aumento di soddisfazione e fedeltà; il Social CRM mira piuttosto a

> sviluppare una relazione tra impresa e cliente più interattiva, fondata sul dialogo e l'ascolto e orientata alla collaborazione con i consumatori e tra i consumatori.

Cerchie, **gruppi**, **hashtag**, sono tutti elementi che compongono il funzionamento dei social network e che possono essere sfruttati per individuare gli utenti e rispondere ai feedback, contattarli e parlargli direttamente per evitare anche un eventuale feedback negativo capace di allontanare altri possibili pazienti.

La possibilità di una **comunicazione *one-to-one*** va infatti sfruttata per far sentire il paziente seguito e ascoltato anche al di fuori della clinica, fornendogli sempre risposte il più possibile repentine alle sue domande e a eventuali suoi disagi.

I commenti negativi, interventi polemici sul prezzo oppure, banalmente, sui possibili dolori post intervento, vanno sempre presi in considerazione e ascoltati cercando di rispondere in maniera efficace. Un buon metodo potrebbe essere quello di rispondere in maniera pubblica puntando a rafforzare la propria immagine e a farsi percepire ricettivi e attenti a tutti gli utenti della propria community; successivamente si potrebbe puntare a invitare l'utente insoddisfatto a un contatto in privato per gestire in maniera più mirata le sue esigenze. Vediamo un esempio:

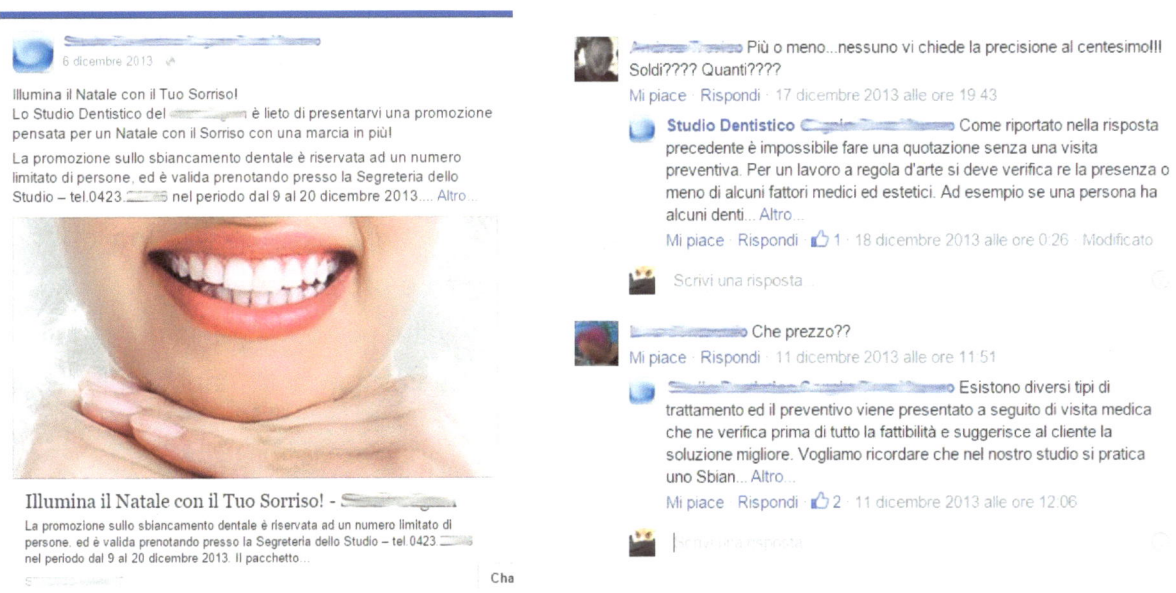

Fonte: https://www.facebook.com/studiodentisticocagnin

Come i social media favoriscono i contatti

I pazienti non si dimenticano di uno studio se vi sono collegati tramite social media. Si possono infatti leggere le recensioni di altri pazienti, parlare delle loro paure ed esperienze. Si sentiranno in buone mani se lo studio interagisce con loro. Possiamo immaginare i social network come delle piazze aperte a tutti e uno studio dentistico impegnato a tenere contatti con i propri pazienti ha più probabilità di richiamarne di nuovi.

> Perché avere una presenza sui social media non serve solamente a tenersi in contatto coi clienti ma ad attrarne altri, dando loro la possibilità di "guardarvi dentro" e valutare i servizi che offre.

In base al social network utilizzato il target sarà ovviamente differente: LinkedIn favorirà l'incontro di una clientela business, Twitter invece è ottimo per lavori con l'estero dove la piattaforma è molto più utilizzata, Instagram per i giovanissimi e appassionati di fotografia, YouTube per raggiungere la community di videomaker...

Cosa deve contenere la tua pagina social?

Chiariamo innanzitutto che ogni social network ha un suo linguaggio e regole di comportamento. Se su Facebook si può essere meno rigidi e condividere un'ampia gamma di contenuti, su LinkedIn, per esempio, occorre essere molto più formali e professionali.

Gli stessi target a cui ci si rivolgerà saranno differenti, oltre alle tipologie di contenuti.

Detto questo, ecco qualche spunto che può essere d'aiuto per i contenuti delle vostre pagine social:

- Link al blog o ai servizi del sito
- Testimonial
- Foto del prima e del dopo
- Offerte specialiConsigli per una buona igiene dentale

Facebook e i post invitanti

Facebook ha una penetrazione della popolazione del 46%, tra le più alte di sempre in Europa, e in Italia è la prima fonte di informazione social; la prima fonte in assoluto è Repubblica (13,5%), seguita da Google (8,8%), ANSA (8,4%) e poco distante Facebook, con 8,3% delle ricerche di informazioni. Twitter ha ancora una percentuale bassa come fornitore di informazioni, pari al 1,7%. Gli italiani spendono in media 2,5 ore al giorno sui social media e nello specifico 13,2 ore al mese su Facebook.
[Fonte: Terzo Osservatorio Agcom – Ottobre 2015]

Facebook è sicuramente il social network più famoso e più diffuso al mondo, ma può essere utile anche per il tuo studio dentistico?
1) **Creare una relazione con i pazienti**. Una prima motivazione ci arriva dai dati visti prima: almeno un paziente su due ha un profilo Facebook. Creare una pagina dello studio dentistico per mettersi in contatto con i propri pazienti, darà la possibilità di stabilire una relazione con loro che vada al di là delle cure odontoiatriche.
2) **È un servizio gratuito**. A differenza di quello che credono in molti, aprire una propria pagina all'interno di Facebook costa solo del tempo. Trovata la risorsa che può occuparsene all'interno della clinica, i servizi della piattaforma sono tutti gratuiti (ad esclusione della pubblicità).
3) **Geolocalizza la tua attività**. Le pagine Local di Facebook mettono a disposizione lo strumento Mappa che permette di geolocalizzare lo studio e dare quindi un'informazione ulteriore all'utente.
4) **Creare notorietà e costruire la propria reputazione online**. Sempre attraverso l'apertura di una pagina Local, all'interno di Facebook si ha la possibilità di attivare lo strumento "Recensioni" con le famose stelline di valutazione. Moltissimi utenti dopo una loro esperienza vogliono esprimere la propria valutazione; allo stesso modo, altri utenti in cerca di un dentista tendono normalmente a cercare valutazioni di altri pazienti per valutare dove prenotare la loro visita.

5) **Fare pubblicità**. Facebook vanta al momento la piattaforma di Advertising più profilata nella rete. Ogni attività dei suoi utenti è infatti monitorata e rivenduta come dato analitico per poter targetizzare gli annunci pubblicitari delle pagine aziendali.

Post: come renderli invitanti

I video: sono un elemento altamente virale che negli ultimi anni rappresenta un vero e proprio trend. Video interessanti potrebbero per esempio essere dedicati a tutorial, o a consigli sull'alimentazione, alla cura dell'apparecchio per i denti e così via.

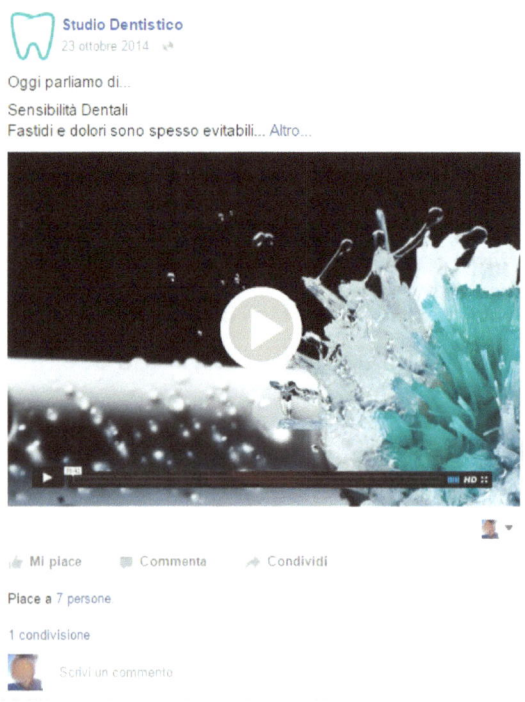

Esempio di post con format video, altamente più virale di un post normale

L'appuntamento: punta a fidelizzare l'utente che sa che ogni settimana troverà un nuovo consiglio tutto per lui.

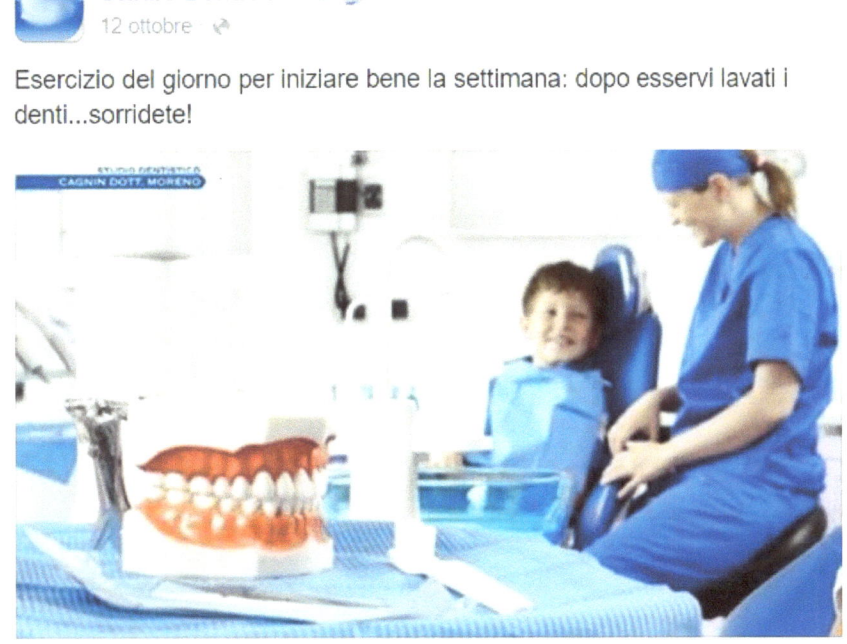

Fonte: https://www.facebook.com/studiodentisticocagnin

Storytelling: pubblicazione pre e post gli eventi per raccontare la vita e le tappe importanti dell'azienda anche offline, per informare l'utente sulle attività della clinica **invitandolo a partecipare** e facendo percepire l'azienda più tangibile, meno distante.

L'evento: un evento offline può essere promosso molto bene all'interno di Facebook, in quanto perfettamente targetizzato agli utenti della pagina, per aumentare la notorietà della clinica che dimostra di essere attiva anche offline.

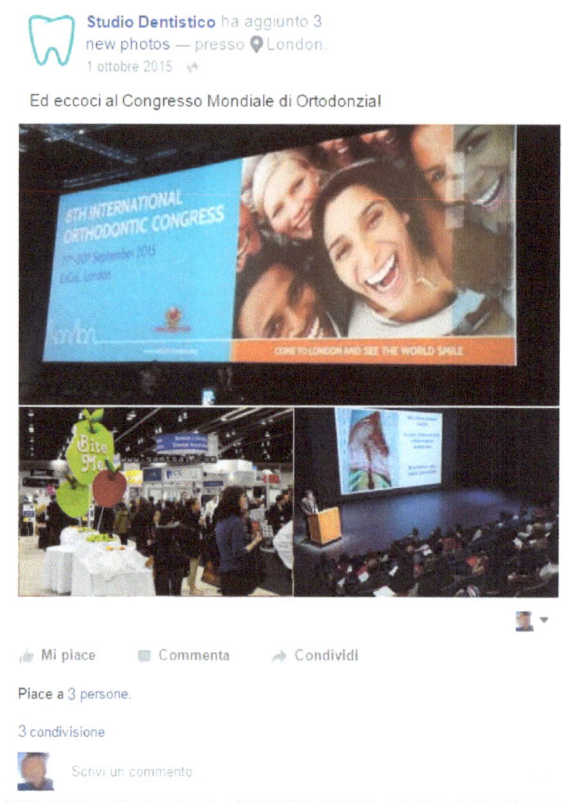

Esempio di post che racconta la vita della clinica anche fuori dal web

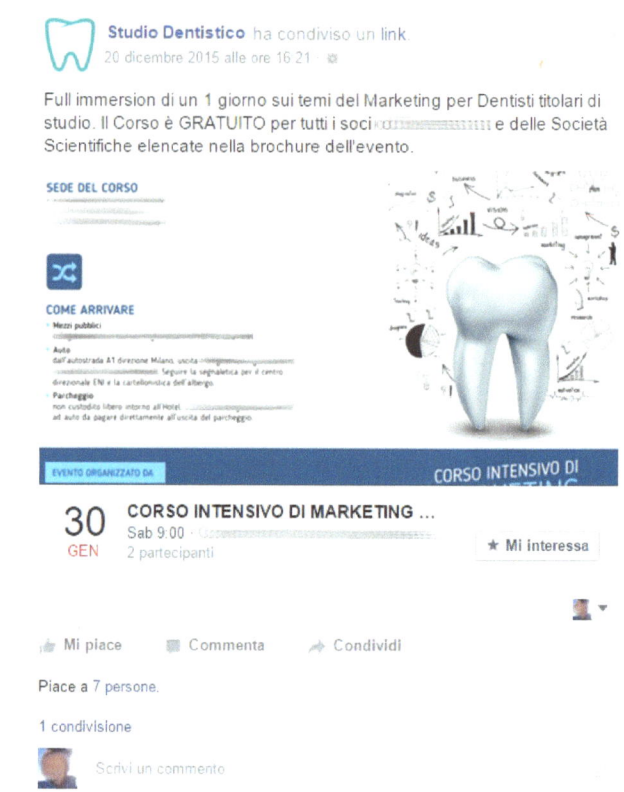

Facebook predispone un particolare format di post dedicato agli eventi

LinkedIn, il social network dei professionisti

Un po' di dati aggiornati a novembre 2015

Gli italiani iscritti a questa piattaforma raggiungono gli 8 milioni, rendendo il nostro Paese il terzo in Europa per utilizzo.

Il 49% degli italiani iscritti trova LinkedIn una buona fonte di informazioni tramite passaparola sull'esperienza di marca e vanta una conversione "visit-lead" tre volte superiore a Twitter e Facebook.

Esistono più di 7,5 milioni di pagine aziendali attive su LinkedIn per un totale di 400 milioni di iscritti in 200 Paesi.

I membri conversano in oltre 1 milione di gruppi.

[Fonte: http://www.linkedin4business.it/index.php/news/i-numeri-di-linkedin/, aggiornato al 10 novembre 2015]

La peculiarità di LinkedIn rispetto agli altri social network è di essere professionale. Avere una pagina ben curata, magari con i colleghi e i pazienti che lasciano commenti sul tuo lavoro, contribuisce a dare di te un'immagine professionale e credibile.

Poter disporre per esempio di una pagina LinkedIn della propria azienda andrebbe ad aumentare l'autorevolezza e la credibilità della clinica, non solo agli occhi degli utenti che tramite la ricerca in Google potranno trovare anche questo profilo, ma anche per gli altri esperti del settore. L'obiettivo di questa piattaforma è infatti quella di aumentare prima di tutto la produttività e il successo dell'azienda.

LinkedIn è l'ambiente ideale per la condivisione e la diffusione della conoscenza professionale: i suoi gruppi rappresentano un luogo di condivisione qualificato, dove ciascuno può affrontare le tematiche che più gli interessano, ricevendo consigli, materiale, idee per ottimizzare la propria attività, condividendo punti di vista dai quali può nascere un confronto costruttivo e continuo con altri colleghi.

I vantaggi del networking possono essere i più vari: possono nascere collaborazioni di ogni tipo, sia online che offline, arrivando a organizzare anche degli eventi a cui partecipare insieme.

LinkedIn inoltre è una piattaforma interamente dedicata al mondo del lavoro: uno dei motivi per cui viene usato è la ricerca di un'occupazione o, dall'altra parte, l'offerta di un posto di lavoro.

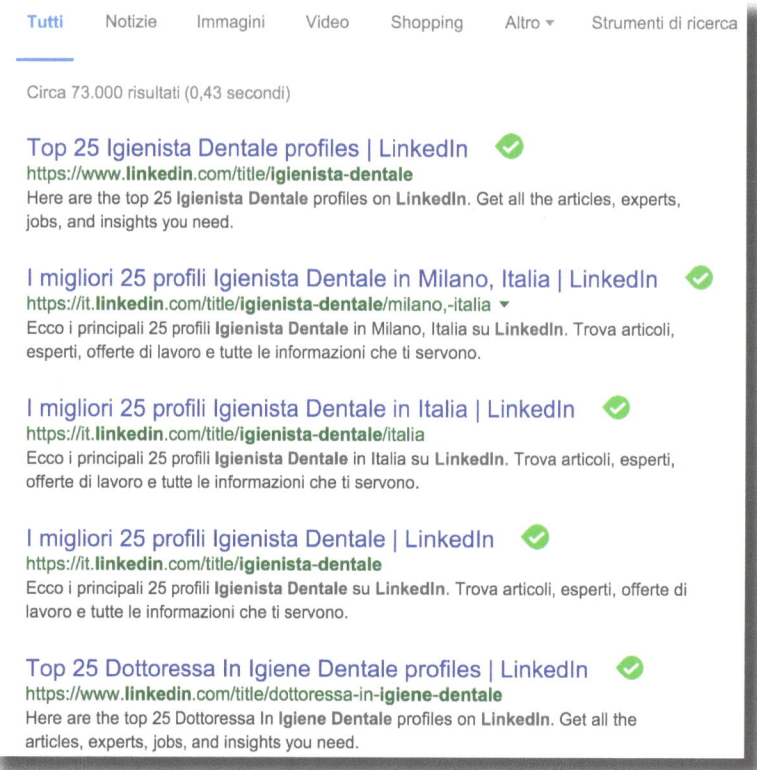

Twitter e l'utilizzo come customer service

Twitter è la piattaforma dedicata al microblogging.

Se all'interno di Facebook si possono trovare degli "amici", su Twitter si dispone di "seguaci". La sua principale caratteristica è la brevità delle comunicazioni, con messaggi che non possono superare i **140 caratteri**. Questa piattaforma è utilizzata perlopiù da celebrità, politici, aziende e brand famosi: gli utenti che si iscrivono a questa piattaforma lo fanno proprio per rimanere aggiornati su quello che succede attorno alle marche e agli idoli per loro importanti. Altra particolarità della piattaforma è il suo concentrarsi in quelli che vengono definiti #hashtag: un'etichetta che viene data a ogni messaggino perché possa essere facilmente ritrovata e catalogata all'interno di precisi topic di conversazione.

E a un dentista a cosa può servire?

1) **Informare.** In tempo reale si può disporre di informazioni continue e abbondanti; allo stesso modo è possibile farlo per i propri utenti proponendo periodicamente dei tweet che vanno a presentare per esempio la promozione del mese.

2) **Live tweeting.** I dentisti partecipano spesso a convegni e workshop dedicati alle nuove tecnologie e alla formazione personale. Molto utilizzato in queste occasioni è il sistema del live tweeting, che consiste nel messaggiare in tempo reale alcuni momenti di quello che sta avvenendo durante l'evento per condividerlo attraverso l'applicazione di un hashtag con altri appassionati del tema.

3) **Connettersi con le persone e pazienti.** Una clinica ha la possibilità di seguire i propri pazienti e di rispondere alle sue domande in tempo reale grazie per esempio alla creazione di una convenzione legata a un hashtag. Ad esempio la clinica potrebbe lanciare la proposta di utilizzare l'etichetta *#dentalhelp* per tutte le domande riguardanti l'assistenza post trattamento all'interno di Twitter. Gli utenti della piattaforma, anche non clienti, potrebbero trovare il servizio utile e cominciare a utilizzarlo e a diffonderlo ai propri follower aumentando così la notorietà e l'autorevolezza della clinica.

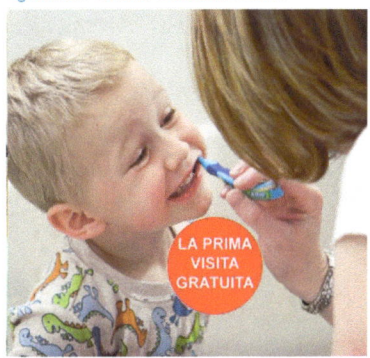

Fonte: https://twitter.com

La pubblicità nei social network

Abbiamo visto che i social network raccolgono milioni di utenti in tutto il mondo in continua interazione tra loro. Sfruttare l'altissimo numero di consumatori all'interno di queste piattaforme diventa dunque fondamentale all'interno di un piano marketing digitale.

Queste piattaforme si presentano gratuite per gli utenti al momento dell'iscrizione; lo stesso vale per i profili dedicati alle aziende.

Il vero business sta proprio nella raccolta e gestione di tutti questi dati per poi rivenderli sotto forma di servizio di advertising per le aziende che vogliono promuovere i loro servizi all'interno di queste piattaforme. L'accuratezza dei dati e la numerosità delle persone presenti sulla quale somministrare le proprie pubblicità, rendono queste piattaforme lo spazio web al momento più performante ed efficace per una pubblicità altamente targetizzata, accessibile come prezzi e monitorabile nei processi.

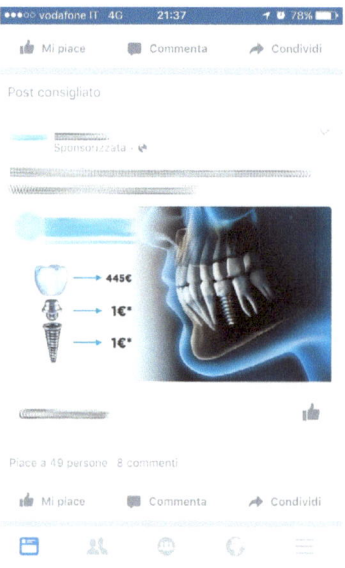

Fonte: Pubblicità su Facebook Mobile di una clinica dentale

Vantaggi dell'adv online rispetto ai media tradizionali

1) **Relazione tra costi e numero di clienti potenziali raggiungibili**

Riuscire a comunicare con un bacino di utenza di queste proporzioni tramite i media tradizionali è possibile solamente tramite campagne basate sui grandi media di massa, come network televisivi o radiofonici su scala nazionale, il cui costo è di centinaia, quando non migliaia, di euro/minuto per ogni singolo passaggio.

2) **Misurabilità e immediatezza dei risultati**

Le campagne pubblicitarie effettuate tramite i media tradizionali, a parte casistiche statisticamente insignificanti, non sono misurabili.

Il rendimento delle campagne di web marketing è misurabile con precisione, quotidianamente e costantemente, permettendo di intervenire con aggiustamenti continui, volti a stabilizzarne e ottimizzarne l'efficienza nel tempo.

3) **Reperibilità delle informazioni nel tempo**

Le informazioni all'interno del web sono raggiungibili in qualsiasi momento e sempre disponibili per la consultazione online da parte di clienti potenziali.

Una promo gode quindi di una maggiore facilità nell'essere visualizzata in maniera più frequente che non attraverso i media classici.

4) **interattività in tempo reale**

Nei media tradizionali l'advertising è monodirezionale, e il traffico di informazioni pubblicitarie che viene generato non comprende la possibilità di interazione diretta tra il paziente e la clinica.

Al contrario, all'interno di queste piattaforme è possibile coinvolgere il cliente potenziale nell'esperienza in forme diverse ed efficaci, come la possibilità di commentare articoli, condividere e partecipare a sondaggi online, richiedere informazioni, partecipare a concorsi e giochi a premi con pochi click.

11. Le mail di richiamo e le promozioni via email (Direct Email Marketing)

Inviare una mail a un cliente: legalità e privacy

Contattare un proprio paziente tramite mail non deve mai essere un gesto scontato.

L'indirizzo mail che siete riusciti a recuperare è innanzi tutto un elemento strategico importante all'interno di un piano marketing digitale. Secondariamente è un accesso diretto di comunicazione e, in quanto tale, la sua tutela è garantita dal diritto alla protezione dei dati personali dello stato italiano, **Decreto legislativo 30 giugno 2003, n. 196**.

Molto in breve, ecco i punti su cui questa legge pone particolare attenzione:

- Non è possibile inviare a indirizzi/numeri acquistati, tratti da elenchi pubblici o affittati, o comunque in qualunque modalità che non renda il destinatario consapevole in modo esplicito dell'iscrizione del proprio indirizzo nel database del mittente.
- Occorre dimostrare il consenso che i destinatari hanno espresso al mittente, prima dell'invio.
- In ogni messaggio deve essere disponibile e ben visibile un meccanismo di disiscrizione automatico e immediato, che in massimo due click, senza richiedere inserimento di dati, deve cancellare l'iscrizione in modo permanente.
- L'identità dell'azienda mittente deve essere facilmente riconoscibile.

- L'informativa sulla privacy dev'essere immediatamente rintracciabile nella home page del mittente e deve contenere i contatti per richiedere informazioni sul trattamento dei dati.

Rispetto a questo argomento, particolare importanza va data ai cosiddetti "**touchpoint**" (punti di contatto) per la raccolta dell'indirizzo mail o l'eventuale sottoscrizione della privacy.

Sito web, congressi, appuntamenti in clinica, fiere, eventi, sono punti on- e offline che serviranno per la raccolta continua di nuovi clienti, e la trasmissione di nuovo valore a quelli fidelizzati.

In tutte queste situazioni, la raccolta dell'indirizzo mail dovrà essere sempre "sottoscritto" con una firma d'accettazione per il consenso all'utilizzo.

L'accesso a questo sito web da parte dei visitatori è soggetto alle seguenti condizioni.

Le informazioni, i loghi, gli elementi grafici, i suoni, le immagini, i marchi e quant'altro pubblicato e/o riprodotto in questo sito sono di proprietà di (o concesso da terzi in uso a) xxx S.c.s.

La riproduzione del contenuto del sito è consentita esclusivamente dietro autorizzazione scritta di xxx. È pertanto vietato modificare, copiare, riprodurre, distribuire, trasmettere o diffondere senza autorizzazione il contenuto di questo sito.

Xxx non garantisce il costante aggiornamento delle informazioni contenute in questo sito né potrà essere ritenuta responsabile degli eventuali danni, tra i quali le infezioni da virus informatici, che le apparecchiature dei visitatori dovessero patire a causa dell'accesso e/o dell'interconnessione con questo sito o dello scaricamento (download) del suo contenuto.

I collegamenti ipertestuali (link) presenti in questo sito possono indirizzare la ricerca dei visitatori verso pagine web presenti su siti diversi dal presente. In tal caso, xxx non assume alcuna responsabilità in relazione sia al contenuto di quanto pubblicato su tali siti ed all'uso che terzi ne possano fare, sia per quanto riguarda eventuali danni provocati da o originati in occasione dell'accesso a tali siti, dell'interconnessione con gli stessi o dello scaricamento del loro contenuto. Ogni informazione personale inviata al sito di xxx, xxx sarà trattata in modo conforme alla legge sulla privacy.

Ogni informazione non personale comunicata a xxx attraverso il presente sito (inclusi suggerimenti, idee, disegni, progetti, etc.) attribuirà a quest'ultima e alle società del xxx il diritto esclusivo, illimitato e irrevocabile, di usare, riprodurre, mostrare, eseguire, modificare, trasmettere e distribuire dette informazioni non personali.

La comunicazione di tali informazioni comporterà automaticamente il trasferimento delle stesse, a titolo gratuito, in via esclusiva e con ogni più ampio diritto e facoltà, a xxx e alle società del Consorzio.

Al presente sito si applica la normativa in vigore nel territorio della Repubblica Italiana.

Privacy e xxx S.c.s.

Il trattamento dei dati personali comunicati dai visitatori a xxx attraverso questo sito avverrà secondo le seguenti modalità.

Xxx è Titolare del trattamento dei dati personali alla stessa comunicati dai visitatori di questo sito. Tali dati saranno utilizzati da xxx per i fini per i quali il soggetto cui tali dati si riferiscono abbia fornito il proprio consenso.

Chiunque abbia fornito i propri dati personali al xxx S.c.s., autorizzandone il trattamento per un determinato fine, avrà facoltà, in qualsiasi momento, di esercitare i diritti di cui al Codice in Materia di Protezione dei Dati Personali (D.Lgs.196/2003), art. 7, contattando xxx., xx, via xx, 39.
Xxx S.c.s., attraverso questo sito rileva dati e informazioni anonimi (tipo di browser, collocazione geografica, data e ora) che elabora per ottenere la migliore gestione e ottimizzazione del sito, nonché per fini statistici e per raccogliere più informazioni sui propri prodotti e sul loro consumo. Tali informazioni potranno risiedere su server situati in Italia o su server situati all'estero (UE o USA), ma non verranno in alcun caso comunicate dal titolare o suoi Responsabili a terzi né utilizzate per contattare i visitatori del sito salvo loro richiesta o consenso. La comunicazione di dati personali relativi a un minore deve essere effettuata da parte di un genitore o da persona che eserciti la potestà sul minore.
Le informazioni sanitarie inserite nel presente sito web vengono fornite nel rispetto della legge 248 (legge Bersani) del 04/08/2006.

Tra le varie voci del decreto, una prevede appunto che per la sottoscrizione a una mailing list sia previsto il doppio consenso da parte dell'utente: si tratta del cosiddetto processo **double opt-in**. L'utente che desidera iscriversi a una piattaforma, a un'area riservata, aderire a una mailing list, entrerà in un vero e proprio processo di funnel che lo farà rimbalzare tra alcuni messaggi e mail che si accerteranno che lui sia effettivamente l'intestatario dell'indirizzo email che viene iscritto alla lista.

Tutela della privacy

"Double opt-in" è la parola d'ordine nell'utilizzo delle mailing list: la tutela della privacy dell'utente deve venire prima di ogni altra cosa.

> L'email di conferma iscrizione è obbligatoria in Italia ai fini del dlgs 196/2003 nella procedura standard di iscrizione.

Come funziona?
1) Solitamente l'iscrizione viene effettuata compilando un form (modulo), che si trova sulla pagina web visitata dall'utente.

2) Il modulo d'iscrizione deve prevedere un sistema detto "double opt-in" che invia una mail di verifica al contatto appena registrato.

3) L'utente dovrà dare ulteriore conferma all'iscrizione alla mailing list.

Database e segmentazione del cliente

La creazione di un buon database contatti è un lavoro che richiede cura e costanza nel tempo: un work in progress.

La stessa utilità di questo database di contatti dipenderà dal modo in cui nel tempo questo viene gestito e implementato. Acquistare contatti mail, copia-incollare indirizzi da siti poco autorevoli o attraverso le Pagine Bianche, permetterà sicuramente di andare a comunicare in pochissimo tempo con moltissime persone e futuri possibili utenti, ma ha davvero senso un'operazione di questo tipo? La risposta è decisamente "no".

Capire come raccogliere contatti di qualità è la prima fase per costruire il proprio database in maniera strategica. Questi contatti potranno arrivare da diversi touchpoint on- e offline.

Vediamo qualche buon canale online:

- **Motori di ricerca**: promozioni e campagne pubblicitarie di Google Adwords che spingono l'utente a conoscerci.
- **Portali**: esistono piattaforme d'informazione dove professionisti del settore dell'odontoiatria rispondono a richieste e dubbi degli utenti. Essere attivi all'interno di queste piattaforme permette di dimostrarsi autorevoli e competenti, grazie alle soluzioni proposte, oltre a intercettare numerosi possibili clienti.
- **Social network**: Facebook e Twitter permettono un rapporto diretto con gli utenti dove poter ad esempio attivare servizi di assistenza clienti e quindi attirare gli utenti in clinica attraverso l'invito a un contatto privato. LinkedIn invece risulta utile per la raccolta di contatti di tipo professionale.
- **Cerchie e gruppi di discussione**: Google+ e Facebook dispongono di strumenti capaci di raggruppare persone molto targetizzate rispetto a un argomento. È possibile entrare a far parte

di un gruppo già esistente oppure pensare di aprirne uno per offrire un servizio più mirato ed esclusivo e proporre una prima visita in studio per tutti i nuovi iscritti.

- **Forum e blog**: molto strategici perché solitamente monotematici. È possibile averne di proprietà o frequentare quelli presenti in rete. Gli interventi non devono però essere troppo commerciali: le persone utilizzano questi strumenti per informarsi e scambiarsi opinioni, di conseguenza anche gli interventi a nome della clinica devono adeguarsi.
- **Riviste dedicate a salute e benessere**: presidiare riviste di settore permette di presentare il proprio studio e i propri servizi mettendo sempre ben in luce i contatti della clinica.
- **Eventi**: giornate dedicate all'educazione all'igiene orale con le scuole, con le Ussl, nelle piazze, sono tutte occasioni relazionali durante le quali è possibile recuperare i contatti delle persone interessate.

Creiamo un database strutturato

Partiamo con tre semplici consigli da non dimenticare mai per creare un buon database:
1) Va strutturato secondo le esigenze che deve soddisfare.
2) Deve contenere informazioni ben definite/nominate che permettano a chiunque vi acceda di poterne fruire agevolmente.
3) Deve poter essere filtrato e ordinato in modo da permettere di estrapolarne anche dati parziali.
Raccolti i primi contatti, tramite Excel si genera un elenco definito attraverso ad esempio le seguenti voci:
- **Provenienza del contatto**: serve per definire il tipo di messaggio da inviare e il canale da utilizzare:
    - se da sito/web/portali ecc., indicare area geografica;
    - se da network addetti ai lavori, indicare il referente;
    - se da evento, indicare il tema della giornata.
- **Tipologia di contatto**: professionista, nuovo utente, già paziente, paziente scontento, paziente unico/famiglia ecc.

- **Dati anagrafici e contatti**: nome, cognome, indirizzo, città, cap, provincia, telefono, indirizzo mail.
- **Altri dettagli utili**, in base alle nostre esigenze.

Una volta creato è possibile che nel tempo i campi vadano ad aumentare, per esempio per contenere la storica dei trattamenti fatti a quel dato paziente, gli sconti goduti, le promozioni a cui ha aderito e così via.

Il database clienti deve sempre rimanere aggiornato!

Inviare mail con un sistema professionale

Cos'è una mailing list?

È un elenco di indirizzi email, che consente l'invio contemporaneo di messaggi di posta elettronica a tutti gli appartenenti alla lista, senza che sia necessario conoscere l'indirizzo email di ciascun iscritto.

Una semplice definizione che però ci fa capire immediatamente come normalmente in studio si tenda invece a sbagliare in questo semplice processo di invio di una mail, solitamente fatta a un gruppo di mail massiccio e senza uno strumento strutturato che possa **ottimizzare gli invii** e, soprattutto, **monitorarli**.

Poter analizzare i comportamenti degli utenti rispetto all'invio di una nostra mail ci permette di conoscerne **gusti e comportamenti** affinando e migliorando gli **invii successivi** con argomenti e promozioni più attinenti.

A livello invece di ottimizzazione del processo di marketing permette **operazioni di follow up** e la valutazione del Return On Investment (ROI) rispetto agli obiettivi di marketing desiderati. Approfondiremo più avanti questo passaggio.

Perché scegliere un sistema professionale per l'invio delle mail del proprio studio

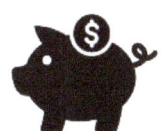    

ECONOMICO	EFFICIENTE	FACILE	VELOCE	MISURABILE
Pur essendo abbordabile è altamente efficiente e profilato	Rispetto ad altri strumenti di marketing genera tassi di risposta superiori	L'e-mail è facile da usare, l'e-mail marketing è facile da gestire	Conoscere e controllare i risultati in tempo reale	E' possibile conoscere gusti e comportamenti di chi riceve la mail

Monitoraggio dei dati

Per ottimizzare le proprie campagne e newsletter è indispensabile misurare la propria performance andando a individuare i cosiddetti Key Performance Indicators (KPI).

I primi obiettivi da raggiungere in ambito di email marketing sono innanzitutto i tassi di apertura, i click e in ultimo il tasso delle conversioni ottenibili con la propria mail.

La definizione di KPI fissi permette di indicare la strada migliore per l'ottimizzazione delle proprie campagne e quindi scoprire quello che i propri pazienti iscritti alla mailing list vogliono sentirsi dire e in che modo attirare il loro interesse.

Ciascun KPI permetterà di valutare ogni step della campagna: dal tasso di invio a quello di apertura, dalle tempistiche di reazione all'interesse effettivo di un contenuto rispetto a un altro.

Nel marketing stiamo per delineare un processo di funnel che vede come obiettivo di marketing la conversione: la visita in clinica!

Funnel: Email Analytics

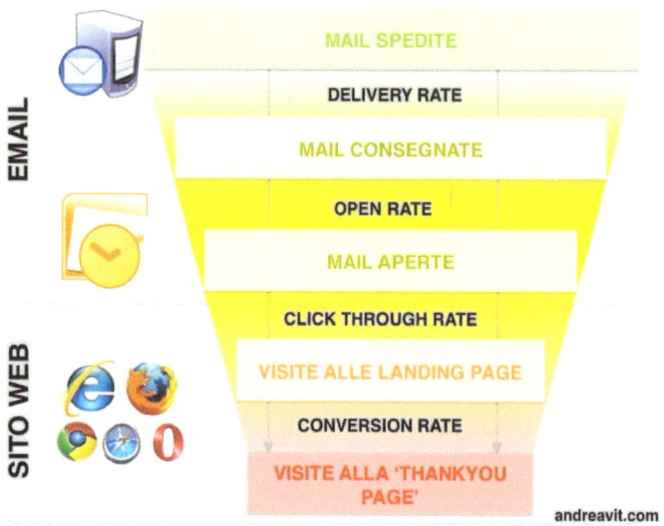

Vediamo i KPI uno a uno nel dettaglio:

Delivery: il tasso di consegna è il valore percentuale che indica quanti tra i destinatari selezionati hanno effettivamente ricevuto l'email. Si ricava dalla differenza tra il numero totale dei destinatari di una newsletter e il numero di quelli che non l'hanno ricevuto. Le email non consegnate determinano invece il tasso dei bounce.

Bounce Rate: è il numero delle email non consegnate e si ricava dal rapporto tra il numero totale delle newsletter inviate e quelle "rimbalzate". Il tasso dei bounce non deve assolutamente essere trascurato: se rimane elevato per lunghi periodi di tempo può far sì che il mittente venga classificato come spam.

Open Rate: ci permette di capire quanti destinatari hanno effettivamente aperto l'email. Una distinzione importante va fatta tra **aperture totali** (il numero complessivo delle aperture) e le **aperture uniche** che identifica gli utenti che sono entrati una sola volta nella mail rispetto a chi ci è tornato, magari più interessato.

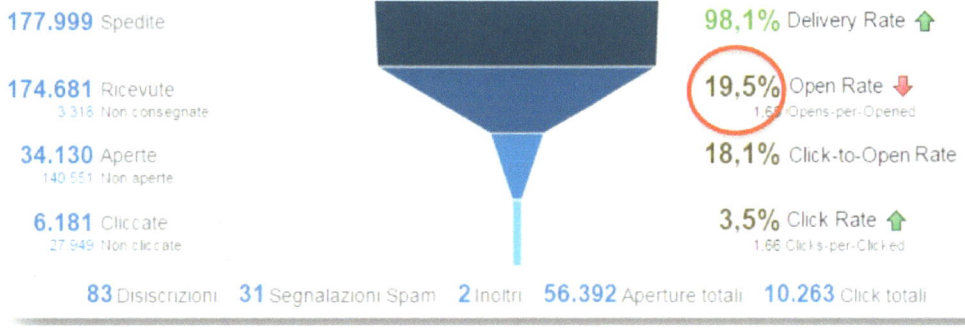

Fonte: http://www.benchmarkemail.com/it/

Attenzione!

Nome del mittente sconosciuto o poco chiaro e oggetto della mail poco invitante o troppo commerciale, possono abbassare drasticamente il successo di apertura della mail.

Click Rate: indica quanti destinatari hanno cliccato su un link presente nella newsletter. Come per il tasso di aperture, si distingue tra click complessivi e click unici. Il valore medio va dal 3% al 6% ma questo ovviamente dipende dall'obiettivo desiderato (per le vendite è un tasso davvero basso). È l'**indicatore d'interesse** per uno specifico contenuto da parte dell'utente: differenziando le diverse CTA si potranno raccogliere **info di gradimento**.

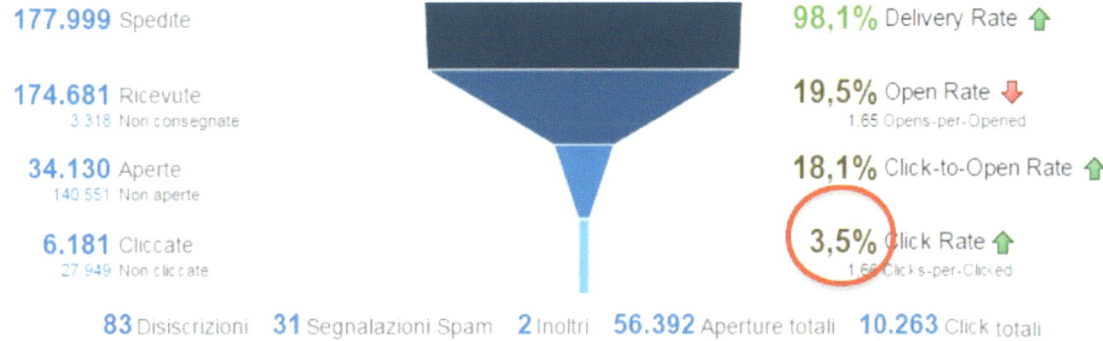

Fonte: http://www.benchmarkemail.com/it/

Click-Through Rate (CTR): è la percentuale che indica quanti dei destinatari che hanno aperto la newsletter hanno poi effettivamente cliccato su un link. Anche se a livello di valori non si differenzierà molto dal tasso dei click, questo dato permette di capire come riottimizzare la campagna e come procedere con il follow up dei destinatari.

Tasso di cancellazione: è il valore relativo al numero dei destinatari che hanno cancellato la mail senza nemmeno aprirla. Altro valore di cancellazione che si può trovare è la richiesta diretta da parte di un utente di essere disiscritto dalla lista per non ricevere più future comunicazioni.

In questo passaggio è buona norma cercare di contattare l'utente per un'ultima volta e chiedergli spiegazioni, oltre a esaudire quanto prima la sua richiesta.

Conversion Rate: il tasso di conversione registra il numero di obiettivi-azioni raggiunti.

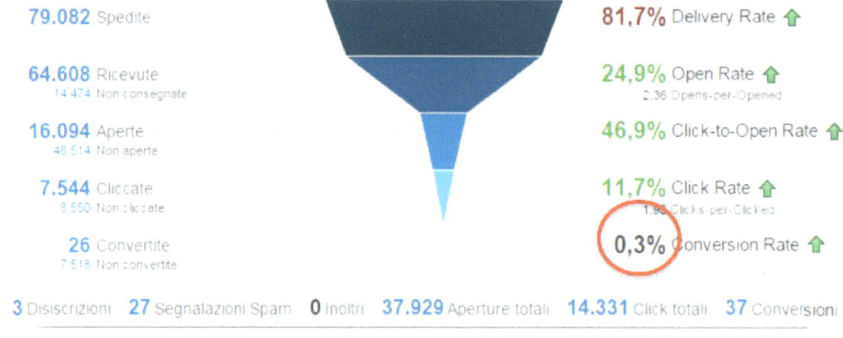

Fonte: http://www.benchmarkemail.com/it/

Per rilevare il Conversion Rate è necessario stabilire un **obiettivo** che l'utente compie in seguito al click sulla call to action contenuta nella newsletter/DEM.

La conversione desiderata legata alla call to action andrà ovviamente a cambiare in base all'obiettivo di marketing desiderato, come ad esempio **acquisire nuovi clienti, fidelizzare la clientela, rafforzare la brand identity dello studio, comunicare promozioni speciali o sconti, invitare i clienti a partecipare a eventi, provare nuovi prodotti**.

Altro elemento strategico nell'utilizzo di questi strumenti professionali per l'invio delle mail secondo il rispetto della privacy dell'utente, è la messa in atto del meccanismo del double opt-in: senza la doppia conferma, o il permesso preventivo di poter utilizzare un indirizzo mail, questi programmi non funzionano.

Un'altra accortezza è quella di dare in ogni comunicazione inviata un link per **potersi disiscrivere in qualsiasi momento** dal servizio in pochissimi click.

Questi strumenti permettono inoltre di limitare il pericolo di finire nelle caselle di posta in **spam**: i programmi si appoggiano a server appositi per poter fare questi tipi di invii massicci e contemporanei.

Ultimo ma non meno importante, la possibilità di **creare liste altamente targetizzate** grazie a un meccanismo di filtri e segmenti di destinatari precisi. La parte **grafica** ovviamente non è da sottovalutare: l'alto coinvolgimento aiuta notevolmente la percentuale positiva di conversioni.

Preparare la prima mail

Per l'invio della prima mail, a livello di pianificazione e di scelte strategiche il flusso di lavoro per la preparazione e l'invio dovrebbe seguire i passaggi che seguono:

IL MANTRA DELL'EMAIL MARKETER: LA PERTINENZA

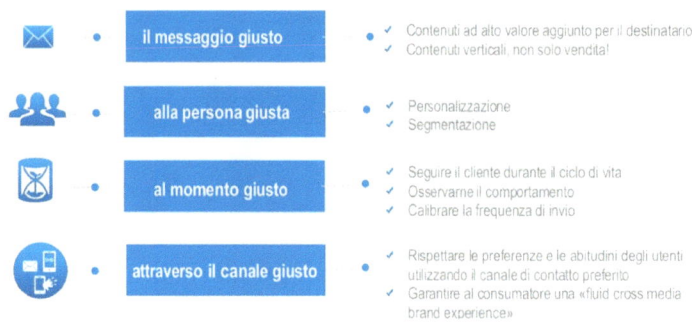

Fonte: http://www.contactlab.com/it/

Partendo dunque dall'individuazione del target e dall'obiettivo di marketing a lui dedicato e desiderato dalla clinica, si andrà solo in seguito a preparare una comunicazione ad hoc.

Qual è l'obiettivo del vostro invio?

Due principali tipologie di invio caratterizzano l'utilizzo dei contatti mail dei vostri pazienti, distinguendosi principalmente per il tipo di obiettivo desiderato: la vendita e l'informazione.
Nel campo della mailing list si andrà dunque a parlare di:
• **Direct Email Marketing (DEM)**, in occasione di comunicazioni push dedicate alle promo e a puro scopo commerciale.
• **Newsletter**, dedicando invece il contenuto della mail a informazioni e approfondimenti d'interesse per il mio utente.
In entrambe le situazioni non va però assolutamente dimenticato il concetto di **valore**: la soddisfazione dei vostri subscriber è la vostra soddisfazione.

Essere coerenti e rilevanti, rispettate la **reason why** per cui una persona ha accettato di aderire alla vostra lista, diventa fondamentale per riuscire a fidelizzare nel tempo la sua apertura e lettura delle mail, proprio perché soddisfatto nel tempo dal contenuto che continuerà a ricevere.

Vediamo qui un buon esempio di newsletter: il testo scritto in maniera professionale ma con un linguaggio chiaro per l'utente finale, ancore visive aiutano la lettura, presenti link d'approfondimento, l'immagine coordinata della clinica rispettata.

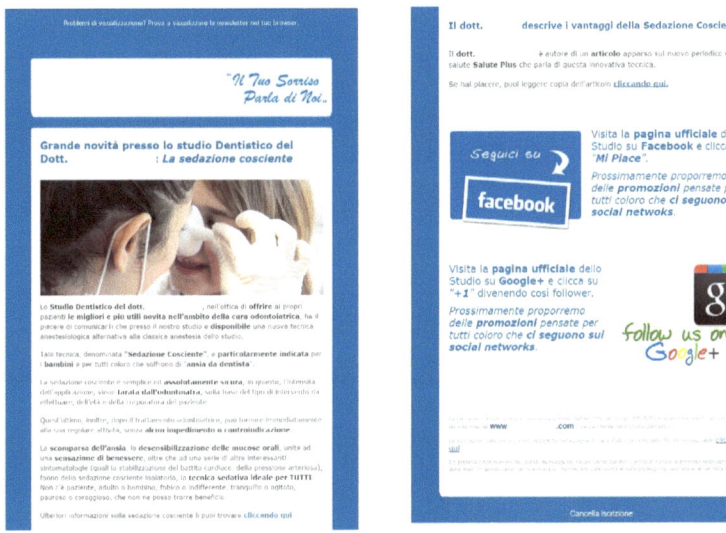

Fonte: http://www.studiocagnin.it/

In base al target i contenuti andranno preparati in maniera differente:
- il linguaggio deve sempre essere chiaro
- il layout piacevole e ordinato
- l'immagine coordinata deve essere rispettata
- il brand deve essere immediatamente riconoscibile
- le immagini devono essere coerenti rispetto alla qualità del servizio
- la CTA deve essere chiara e possibilmente univoca

- possono essere presenti altri link minori che possono approfondire gli argomenti senza però distogliere l'attenzione dall'obiettivo della mail
- la Value Proposition deve essere espressa subito, per non rischiare di perdere l'attenzione dell'utente durante la lettura
- social e mailing vanno d'accordo: inserire le social icon
- studio della CTA: quale etichetta applicare al bottone, cosa offrire, cosa succede dopo il click?

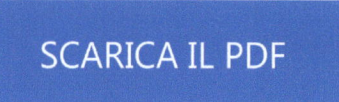

Quando inviarla? Orari e invii

Tempistiche

Fare degli invii-test e analizzare i dati di report delle prime campagne; questo permetterà di individuare gli orari più vantaggiosi, con miglior percentuale di apertura della mail.

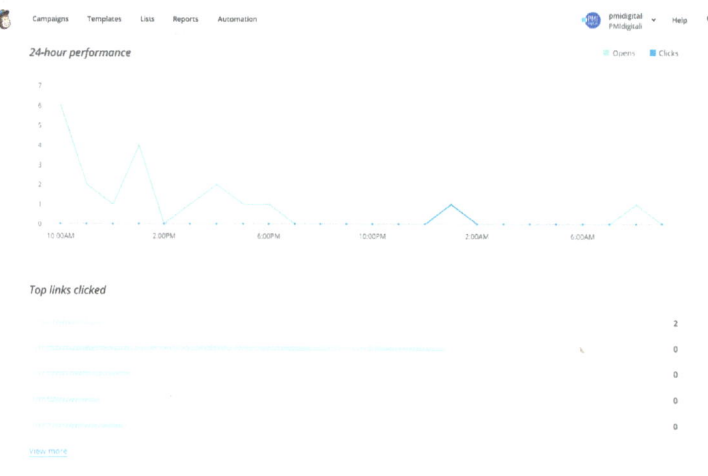

Fonte: Report di Mailchimp, http://www.mailchimp.com

A livello statistico, in generale evitare il lunedì: è il momento in cui le persone sono travolte dalle mansioni di inizio settimana.

Il venerdì il tasso di riapertura delle mail ritenute più interessanti si alza.

Il primo pomeriggio dopo pranzo sembra essere un buon momento per le comunicazioni in azienda; per il paziente invece l'ora migliore in cui dedicarsi alla lettura delle proprie mail è la sera.

Reporting

Statistiche e monitoring
Il grande vantaggio sull'utilizzo di programmi specifici è la possibilità di recuperare dati importanti sull'andamento della campagna.

Grazie a questi sarà possibile profilare meglio il successivo invio per quanto riguarda gusti del target, tempistiche di invio con maggiori feedback, utenti più attivi nel leggere le mail, ritorni in termini di conversioni.

Uno strumento importante è ad esempio MailChimp, che permette la verifica di tutta una serie di dati legati all'efficacia del funnel, così come la geolocalizzazione degli utenti che hanno aperto e letto la mail.

Una sitepage della mail inoltre permetterà di valutare per esempio quali elementi all'interno del layout hanno attirato maggiormente l'attenzione e quindi più click: questo tipo di analisi offre per esempio la possibilità di mettere a confronto tra loro la proposta di diversi trattamenti e verificare la promozione con maggiore appeal.

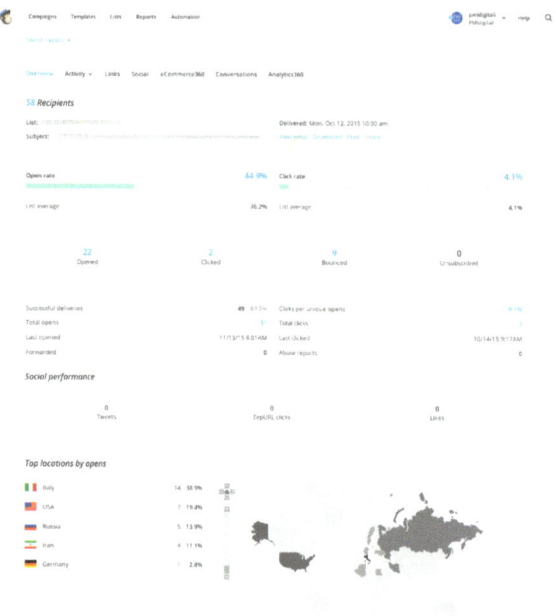

Fonte: Report di Mailchimp, http://www.mailchimp.com

Attiviamo il primo contatto

Il primo approccio ha lo scopo di generare il contatto e filtrare il database, attraverso:

• **contatto di massa**, tramite Direct Email Marketing: si crea una comunicazione commerciale fondata sulla presentazione dei trattamenti più forti, che vendono bene e sono attrattivi (es. Invisalign), i servizi della clinica, il valore aggiunto per il destinatario;

• **contatto d'élite**, tramite comunicazione diretta: si crea una lista di destinatari preferenziali rispetto ai feedback ricevuti con cui attivare un contatto diretto personalizzato secondo un preciso calendario allo scopo di generare un interesse selezionato.

È importante la creazione di una scheda con i dati del contatto in cui registrare lo storico dei calendari di contatto, i feedback, eventuali offerte fatte/accettate, il tipo di accordi presi ecc.

Conclusioni

Alla fine di questa immensa quantità di informazioni, ci piace pensare di essere riusciti a ottenere gli obiettivi che ci eravamo prefissi all'inizio: un aumento della **consapevolezza** e la **promozione di una cultura di marketing digitale innovativa**, attraverso **strumenti e metodologie utilizzabili e applicabili fin da subito**, dall'attenzione per il valore da trasmettere al paziente, alle coordinate per orientarsi nella creazione e ottimizzazione di un sito web, fino alle strategie per sfruttare al meglio le potenzialità del Social Media Marketing.
Ti auguriamo un buon business e ricordati che

Il rischio più alto… è che funzioni!

Un grosso saluto da PMIdigitali

Mirco Cervi
Sonia Ravanello
Iris Devigili

Note

[1] Riferimento a "Creating Shared Value", Harvard Business Review, Jan/Feb 2011, Vol. 89 Issue 1/2, pp. 62-77.

[2] Fonte: http://blog.titanwebagency.com/become-dental-specialists

[3] Fonte: https://strategyzer.com/books/value-proposition-design

[4] Fonte: http://www.slideshare.net/wearesocialsg/digital-social-mobile-in-2015

[5] Psicologia della Gestalt – psicologia della forma o rappresentazione. L'articolazione figura-sfondo.

[6] James Breeze, test di eye tracking su un campione di 160 persone.

Glossario

Algoritmo di Google
Insieme di regole matematiche che portano il motore di ricerca Google a stabilire quali pagine devono essere visualizzate nella SERP e in quale posizione.

Alt Attribute
Indica il testo alternativo a un'immagine. Affinché il motore di ricerca comprenda cosa rappresenta un'immagine è necessario inserire questo elemento HTML che con un testo dichiara cosa l'immagine rappresenta.

Anchor Text – Testo di ancoraggio
È il testo cliccabile, tipicamente sottolineato e contraddistinto dal colore blu, che porta a un'altra sezione o pagina del sito o a una pagina esterna a esso.

Blog
È un particolare tipo di sito web in cui i contenuti vengono proposti come articoli visualizzati in forma cronologica. In genere il blog è gestito da uno o più blogger che pubblicano, con periodicità variabile, contenuti multimediali, in forma testuale o in forma di post, concetto assimilabile o avvicinabile a un articolo di giornale.

Call to Action (CTA)
Call to Action significa "richiamo all'azione" e normalmente all'interno di un sito web si presenta sottoforma di pulsanti, bottoni o inviti che cattureranno l'attenzione dell'utente per spingerlo ad agire: in un e-commerce ad acquistare, in un sito aziendale a raggiungere un contatto…

Chat online
Lo strumento chat è un sistema di supporto online che consente all'utente in cerca di informazioni, chiarimenti o assistenza di interagire ed entrare in contatto diretto con l'operatore del sito (modalità chat one-to-one), che fornirà risposte o assistenza online, attraverso pochi click e in tempo reale.

Content Management System (CMS)
È un sistema di gestione dei contenuti, uno strumento software che viene installato all'interno del server, il cui compito è facilitare la gestione dei contenuti di siti web, svincolando il webmaster da

conoscenze tecniche specifiche di programmazione web.

Crawler/Spider

Programma che analizza i siti web, controlla i contenuti delle pagine e i link presenti in esse e ne crea delle copie. Grazie a esso il motore di ricerca è in grado di indicizzare le pagine dei siti.

Customer Care

Servizio di assistenza fornito da un'azienda alla propria clientela. Al fine di ottimizzare la gestione del servizio clienti in risposta alle esigenze di multicanalità dettate dai nuovi modelli di consumo e dai nuovi mezzi di comunicazione web e mobile, risulta fondamentale integrare gli strumenti del customer care tradizionale (telefono, email, fax, caselle vocali, sms, mms) con azioni e strumenti di web customer service (chat, video chat, forum, social network, applicazioni mobili).

Customer Relationship Management (CRM)

Strategie di marketing volte alla gestione dei profili di clienti acquisiti e potenziali. Le attività di CRM aiutano a catturare nuovi clienti e massimizzare allo stesso tempo i profitti sui clienti fedeli, cercando di comprenderne esigenze e aspettative (v. anche Social CRM).

Direct Email Marketing (DEM)

È un'attività di comunicazione pubblicitaria e promozionale mediante l'utilizzo della posta elettronica.

Dominio

È uno spazio web che ha un nome e si contraddistingue per la sua struttura www.nomedelsito.it, ed è il nome che le persone digiteranno sul browser del loro pc, telefonino o tablet per trovare il sito dell'azienda. Inoltre è unico, nessuno potrà avere il nome dominio con la stessa estensione (.it, .com, .eu, .net, .org)

Double Opt-in

Doppia conferma: una garanzia per il massimo rispetto della privacy dell'utente che consiste nell'invio di una email di conferma all'indirizzo di chi si iscrive alla newsletter. Solo dopo aver verificato l'autenticità della richiesta, verrà completato il processo di iscrizione.

Feedback

Nel marketing e nelle attività di comunicazione i feedback rappresentano una risposta a uno stimolo da poter verificare e controllare in termini di risultati ottenuti in seguito a scelte e strategie specifiche. Può trattarsi di un semplice commento, una telefonata da parte dell'utente, un acquisto.

Forum
Piattaforma web che rappresenta un luogo di incontro e discussione su un tema specifico concordato al momento della creazione della stessa. Nel web esistono forum su ogni argomento e normalmente è possibile accedervi per partecipare alla discussione previa iscrizione tramite un login personale.

Funnel
Tradotto "imbuto", il funnel identifica un percorso che viene costruito all'interno di un sito web, o tra piattaforme web, in cui un utente viene guidato fino a un'azione chiave, la conversione.

Google Analytics
Strumento gratuito di Google che si collega al sito web tramite un codice da inserire nel sito stesso. Fornisce una grande quantità di informazioni e dati sugli utenti che arrivano al sito web e sull'attività che questi svolgono al suo interno.

Hashtag
È un'etichetta che a convenzione viene utilizzata all'interno delle comunicazioni in alcuni servizi di rete e social network. È un aggregatore tematico che gli utenti possono utilizzare per far trovare, e cercare, in maniera più semplice messaggi su un tema o contenuto specifico. A livello visivo si presenta come un "#" anteposto alla parola che andrà a catalogare un gruppo di messaggi.

Insight
Gli insight sono le motivazioni vere che portano un consumatore a mettere in atto un determinato comportamento. Possono essere bisogni evidenti o meno. Sono desideri o emozioni che spingono il consumatore a scegliere un prodotto, un servizio o per l'appunto uno studio al posto di un altro.

Key Performance Indicators (KPI) – Indicatori di performance
In economia aziendale e nel marketing un KPI è un indicatore chiave per la valutazione di una prestazione: è un indice che monitora l'andamento di un processo aziendale. Non ne esistono di univoci, ma ogni realtà dovrebbe individuare quelli rilevanti per il proprio business.

Keywords – Parole chiave
Sono le parole che gli utenti digitano nella barra di ricerca di Google, o di qualsiasi altro motore di

ricerca. A monte della realizzazione di un sito web devono essere state individuate le parole chiave utili a portare traffico al sito e agli obiettivi aziendali. Una volta individuate si dovrà fare in modo che le pagine del sito siano pertinenti con le parole chiave che si prevede digiterà l'utente interessato all'azienda, al suo prodotto o servizio.

Lead generation
Azioni di marketing che consentono di trovare i clienti interessati, farsi dare i contatti dalla persona (prospect), generare una lista di possibili clienti interessanti per costruire un database che sarà utilizzato dal reparto dedicato al commerciale per offrire i prodotti o servizi offerti da un'azienda in maniera mirata.

Meta Tag Description
Informazioni aggiuntive al Title che descrivono e anticipano al motore di ricerca e all'utente il contenuto della pagina. Generalmente viene visualizzata sotto al Tag Title nello snippet in SERP.

Meta Tag Headings (Hx)
Elementi HTML utili a suddividere il contenuto del testo di una pagina web e a dargli un valore gerarchico. H1 è il valore più alto e corrisponde al titolo della pagina, h2 è il sottotitolo, h3, h4, h5, h6 si possono usare per creare ulteriori suddivisioni e specifiche del testo.

Mobile
In inglese mobile device. Sono compresi tutti i dispositivi elettronici che sono utilizzabili seguendo l'utente in mobilità come ad esempio telefoni cellulari, palmari, smartphone, tablet.

Motore di ricerca
Mezzo multimediale grazie al quale è possibile ricercare termini o frasi nella rete. Attraverso l'inserimento di alcune parole, si "interroga" il motore di ricerca, che risponderà indicando una lista di serie di siti web contenenti i termini o le frasi cercate. Tra i più famosi motori di ricerca, Google, Bing, Yahoo.

Newsletter
Invio di email periodiche e gratuite a una pluralità di persone che ne hanno fatto richiesta, contenente informazioni aggiornate su determinati argomenti e materie.

One Box
Riquadro che viene visualizzato sulla spalla destra della SERP quando la query che l'utente fa

a Google riguarda una specifica realtà aziendale. Il riquadro mostra informazioni quali le immagini degli esterni dell'edificio dove è ubicata l'azienda e la mappa per raggiungerla. indirizzo, numero di telefono, orari di apertura, eventuali recensioni degli utenti e, in funzione del tipo di attività, può dare ulteriori informazioni aggiuntive.

Piattaforme di messaging

Applicazioni per mobile che consentono di inviare e ricevere, in modo veloce, simultaneo e sincronico, messaggi e immagini. Tra le più famose WhatsApp, WeChat, Facebook Messenger, Line.

Portale

Un portale web, o portale internet, è un sito web che costituisce un punto di partenza, una porta di ingresso, a un gruppo consistente di risorse in internet. Normalmente è composto da un motore di ricerca, un'area News, Client di posta, Blog, Gallery di immagini.

Query

È la richiesta, l'interrogazione che l'utente fa al motore di ricerca digitando le parole chiave nella barra di ricerca.

Responsive

Il Reponsive Design è una tecnica di realizzazione di siti web e layout per il web capaci di adattarsi alle diverse risoluzioni dei dispositivi da cui vengono consultati come smartphone o tablet.

Un sito responsive mantiene nella sua completezza tutte le informazioni, a differenza di un sito Mobile dove il contenuto viene reso più snello in informazioni e componenti.

Return on Investment (ROI) – Ritorno sull'investimento

Viene utilizzato per indicare l'indice che identifica la redditività del capitale investito. Serve per comprendere quanto del capitale investito per esempio in campagna pubblicitaria ritorna in termini di reddito.

Rich Snippet

È uno snippet arricchito di ulteriori informazioni che possono invogliare l'utente a cliccare. Gli snippet possono essere arricchiti di un'immagine, di stelline che corrispondono al gradimento degli utenti, orari di eventi, tempo di cottura di ricette ecc. Vengono generati tramite specifici codici inseriti nelle pagine dei siti web (v. anche Snippet).

Search Console (ex Webmaster Tools)
Servizio gratuito di Google accessibile con registrazione e usufruibile tramite un collegamento che avviene inserendo un codice nel sito web. All'interno di Search Console si può trovare una serie di dati utili per comprendere lo stato di salute del sito, quali query di ricerca portano traffico al sito o quali siti mandano link al nostro.

Search Engine Optimization (SEO) – Ottimizzazione per i motori di ricerca
È l'insieme delle attività che si svolgono in un sito web per far sì che le pagine dello stesso vengano correttamente indicizzate dal motore di ricerca e si posizionino il più in alto possibile nei risultati della pagina dei risultati di ricerca.

Search Engine Result Page (SERP) – Pagina dei risultati di ricerca
A fronte di una qualsiasi query, ossia richiesta dell'utente in termini di parole digitate nella barra di ricerca, Google restituisce una pagina con dieci risultati organici e fino a undici risultati a pagamento.

Snippet
Si tratta della Description, la descrizione di ogni risultato che compare in SERP e che l'utente vede e valuta prima di effettuare il click (v. anche Rich Snippet).

Social CRM
È l'insieme degli strumenti e dei processi che favoriscono una migliore e più efficace interazione con i clienti: riprende i concetti e le strategie del Customer Relationship Management classico, sfruttando i meccanismi di rete, community e condivisione dei social network (v. anche Customer Relationship Management - CRM).

Social network
Piattaforme online di condivisione di contenuti. Le persone si iscrivono per entrare a far parte di una rete di utenti (community) che si incontra, interagisce, scambia informazioni, condivide materiale multimediale.

Storytelling
Nel marketing lo storytelling viene utilizzato come strumento per ritrarre eventi reali o fittizi attraverso parole, immagini, e suoni. È una forma di comunicazione efficace per coinvolgere gli utenti a livello emozionale nelle attività dell'azienda.

Tag Title
Elemento HTML che determina cosa il motore di

ricerca mostrerà all'utente nella prima riga dello snippet visualizzato in SERP.

Unique Selling Proposition (USP) e Value Proposition (VP)

Unique Selling Proposition e Value Proposition. Letteralmente "Proposta unica di vendita" e "Valore proposto". Identificano l'insieme di caratteristiche che distinguono l'offerta di vendita di un determinato soggetto rispetto ad altre. Nello specifico si riferiscono alle caratteristiche peculiari di uno studio, del servizio in esso contenuto, del personale e di quanto altro presente, come fattore distintivo che rende riconoscibile e caratterizzante lo studio rispetto agli altri.

User Experience (UX)

Esperienza d'uso, ciò che una persona prova quando utilizza un prodotto, un sistema o un servizio. Parlando di UX connessa al web design, si intende creare un perfetto connubio tra caratteristiche visive e funzionalità, in grado di regalare all'utente un'esperienza perfetta.

Crediti delle immagini

Le immagini per le quali non è specificata la fonte in didascalia sono da accreditarsi a:

Praweena Style / Shutterstock.com (p. 61)
Lighthunter / Shutterstock.com (p. 70, a sinistra)
VladFree / Shutterstock.com (p. 70, a destra)
AXL / Shutterstock.com (p. 89, in alto)

Si ringrazia lo Studio Dentistico Dott. Cagnin Moreno per la disponibilità del materiale concesso arricchendo il manuale di spunti e soprattutto esempi reali, testimonianza di una clinica che quotidianamente mette in pratica con impegno e successo attività di marketing e comunicazione supportate dagli strumenti digitali.

PMIdigitali
somewhere on cloud
pmidigitali.it
home@pmidigitali.it.

www.ingramcontent.com/pod-product-compliance
Lightning Source LLC
Chambersburg PA
CBHW051017180526
45172CB00002B/387